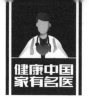

健康中国
家有名医

骨质疏松症
诊断与治疗

总策划　王韬 教授
中国科普作家协会　医学科普创作专委会主任委员

主编——洪　洋　王明海

上海科学技术文献出版社
Shanghai Scientific and Technological Literature Press

图书在版编目（CIP）数据

骨质疏松症诊断与治疗 / 洪洋，王明海主编 . 一上海：上海
科学技术文献出版社，2023
ISBN 978-7-5439-8822-4

Ⅰ.①骨… Ⅱ.①洪…②王… Ⅲ.①骨质疏松—诊疗
Ⅳ.① R681

中国国家版本馆 CIP 数据核字 (2023) 第 077669 号

选题策划：张 树
责任编辑：苏密娅
封面设计：留白文化

骨质疏松症诊断与治疗
GUZHISHUSONGZHENG ZHENDUAN YU ZHILIAO
主编 洪 洋 王明海
出版发行：上海科学技术文献出版社
地　　址：上海市长乐路 746 号
邮政编码：200040
经　　销：全国新华书店
印　　刷：商务印书馆上海印刷有限公司
开　　本：650mm×900mm　1/16
印　　张：18.5
字　　数：191 000
版　　次：2023 年 7 月第 1 版　2023 年 7 月第 1 次印刷
书　　号：ISBN 978-7-5439-8822-4
定　　价：58.00 元
http://www.sstlp.com

"健康中国·家有名医"丛书总策划简介

王　韬

上海市同济医院急诊医学部主任兼创伤中心主任，上海领军人才，全国创新争先奖状、国家科技进步奖二等奖获得者，国家健康科普专家库首批成员，中国科协辟谣平台专家，国家电影局科幻电影科学顾问，中国科普期刊分级目录专家委员会成员，中国科普作家协会医学科普创作专委会主任委员，中华医学会《健康世界》杂志执行副总编。

"健康中国·家有名医"丛书编委会

丛书总策划：

王　韬　　上海市同济医院急诊医学部兼创伤中心主任、
　　　　　主任医师、教授

丛书副总策划：

方秉华　　上海市公共卫生临床中心党委书记、主任医师、教授
唐　芹　　中华医学会科普专家委员会副秘书长、研究员

丛书编委：

马　骏　　上海市同仁医院院长、主任医师
卢　炜　　浙江传媒学院电视艺术学院常务副院长、党委副书记
冯　辉　　上海中医药大学附属光华医院副院长、主任医师
许方蕾　　上海市同济医院护理部主任、主任护师
李本乾　　上海交通大学媒体与传播学院院长、教育部"长江学者"
　　　　　特聘教授
李江英　　上海市红十字会副会长
李春波　　上海交通大学医学院附属精神卫生中心副院长
　　　　　上海交通大学心理与行为科学研究院副院长、主任医师
吴晓东　　上海市医疗急救中心党委书记
汪　妍　　上海电力医院副院长、主任医师
汪　胜　　杭州师范大学护理学院党总支书记兼副院长、副教授
宋国明　　上海市第一人民医院党委副书记、纪委书记、副研究员
张春芳　　上海市浦东新区医疗急救中心副主任
张雯静　　上海市中医医院党委副书记、主任医师

本书编委会

总　序

　　近日，中共中央办公厅、国务院办公厅印发了《关于新时代进一步加强科学技术普及工作的意见》，从加强科普能力建设、促进科普与科技创新协同发展等七个方面着重强调了科普是国家和社会普及科学技术知识、弘扬科学精神、传播科学思想、倡导科学方法的活动，是实现创新发展的重要基础性工作。这是对新时代科普工作提出新的明确要求，是推动新时代科普创新发展的重大契机。为响应号召，推进完成在科普发展导向上强化战略使命、发挥科技创新对科普工作的引领作用、发挥科普对于科技成果转化的促进作用的三大重要科普任务；促进我国科普事业蓬勃发展，营造热爱科学、崇尚创新的社会氛围，构建人类命运共同体，上海科学技术文献出版社特此策划推出"健康中国·家有名医丛书"。

　　健康是人最宝贵的财富，然而疾病是其绕不开的话题。随着社会发展，在人们物质水平提高的同时，这让更多人认识到健康的重要性，激发了全社会健康意识的觉醒。对健康的追求也有着更高的目标，不再局限于简单的治已病，而是更注重"未病先防、既病防变、愈后防复"。多方面的因素使得全民健康成为"热门"话题。

　　现代社会快节奏和高强度的生活方式，使我们常常处于亚健康状态。美食诱惑、运动不足、嗜好烟酒，往往导致肥胖，诱发高血压、高血脂、高血糖、高尿酸乃至冠心病、脑卒中，甚至损伤肺功能，造成肾功能衰退，而久病卧床又会造成肺炎、压疮、下肢血管栓塞等衍生疾病……凡此种种，严重影响人们的健康生活。

　　"经济要发展，健康要上去"，是每个老百姓的追求。"健康中

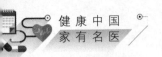
国"不是一个口号,也不是一串数字。人民健康是民族昌盛和国家富强的重要标志,健康是人们最具普遍意义的美好生活需要。该丛书遴选临床常见病、多发病,为广大读者提供一套随时可以查阅的医学科普读物。

这套丛书,为广大读者提供一份随时可以查阅的医学手册,帮助读者了解与疾病预防治疗相关的各类知识,探索疾病发生发展的脉络,为找寻最合适的治疗方法提供参考。为全社会健康保驾护航,让大众更加关注基础疾病的治疗,提高机体免疫力。在为患者答疑解惑的同时,也传递了重要的健康理念。

本丛书秉承上海科学技术文献出版社曾经出版的"挂号费"丛书理念,作为医学科普读物,为广大读者详细介绍了各类常见疾病发病情况,疾病的预防、治疗,生活中的饮食、调养,疾病之间的关系,治疗的误区,患者的日常注意事项等。其内容新颖、系统、实用,适合患者、患者家属及广大群众阅读,对医生临床实践也具有一定的参考价值。本丛书版式活泼大气、文字舒展,采用一问一答的形式,逻辑严密、条理清晰、方便阅读,便于读者理解;行文深入浅出,对晦涩难懂的术语采用通俗表达,降低阅读门槛,方便读者获取有效信息,是可以反复阅读、随时查询的家庭读物,宛若一位指掌可取的"家庭医生"。

本丛书诚邀上海各三甲医院专科医生担任主编撰稿,每册书十万余字,一病一书,精选最为常见和患者最为关心的内容,删繁就简,避免连篇累牍又突出重点。本套"健康中国·家有名医"丛书在2020年出版了第一辑21册,现在第二辑也陆续与广大读者见面了。

这是一份送给社会和大众的健康礼物,看到丛书出版,我甚是欣慰。衷心盼望丛书可以让大众更了解疾病、更重视健康、更懂得未病先防,为健康中国事业添砖加瓦。

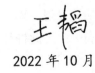

2022 年 10 月

序 一

章振林

骨质疏松症是老年人骨骼健康的沉默型杀手,因骨质疏松导致的骨折不仅造成生理伤害和经济负担,也易引起老年人的心理问题,严重影响老年人的生活质量。

骨质疏松症的影响因素众多,包括遗传、人种、职业、体重指数、营养状况、睡眠质量、运动、疾病、用药、生活习惯等。由于骨质疏松症发病隐匿,我国中老年人群缺乏对骨质疏松症的预防重要性的认识,同时基层医疗机构骨质疏松症防治意识较为薄弱,骨密度筛检率较低,在患者骨量减少阶段没有采取相应的防控措施,患者往往到出现疼痛、脊柱变形和骨折等严重并发症的情况后才到医院就诊,易延误骨质疏松症防治的最佳时机。

本文主编洪洋教授是我国骨质疏松症临床与基础研究领域的知名专家,因为骨质疏松症的临床研究与科普工作,我与他相识于骨质疏松行业会议上。他的勤勉谦逊和对骨质疏松基础与临床研究事业的热爱,给我留下了深刻的印象。他带领的复旦大学附属上海市第五人民医院骨质疏松团队瞄准国内外基础与临床研究前沿,在骨质疏松症研究领域取得了大量的原创性成果,先后发表了 40 余篇骨质疏松方面的论文,获得了 20 余项专利,为我国骨质疏松症防治工作做出了重要贡献。在进行大量的骨质疏松基础与临床研究的同时,该团队下社区开展骨质疏松科普工作 600 余场,搜集了大量的社区居民关注的骨质疏松防治问题,编辑了这本科普书。本书在骨质疏松症的预防、康复和治疗方面聚焦了百姓关注的热点问题,内容丰富,创新性强,适用性广,是一部不可多得的骨质疏松科普作品。

　　特作此序,以致祝贺!

主任医师,教授,博士生导师

上海交通大学医学院附属第六人民医院

骨质疏松和骨病科主任

序 二

程 群

　　随着老龄化社会的到来,我国作为人口大国,骨质疏松人群高居全球第一位。骨质疏松在我国中老年人群中呈现出发病率高、知晓率低、就诊率低、就诊依从性低的"一高三低"特点。随着国家对科普的重视,越来越多的骨质疏松领域的同行加入骨质疏松症防治科普工作中。

　　复旦大学附属上海市第五人民医院洪洋教授组建了骨质疏松临床研究与科普团队,通过八年的"骨质疏松社区行"科普活动,建立了包含骨科、老年科、内分泌科、妇产科、风湿科、营养科、康复科、全科等多学科融合的骨质疏松科普团队,形成了防治、筛查、诊疗、康复及居家健康管理等系列化的骨质疏松科普内容。

　　本书收集了"骨质疏松科普社区行"活动中遇到的社区居民关注的各类热点问题,包括骨质疏松症为何要早防早治、骨密度筛查中的骨密度为何会不一致、骨质疏松性骨折的危害、预防骨质疏松症的饮食注意事项、骨质疏松症患者运动注意事项、骨质疏松症用药的选择、骨质疏松性骨折康复中的常见问题、骨质疏松症防治误区、骨质疏松症患者的居家科学等。本书内容浅显易懂、适读性强、适合受众层次多,不仅适合骨质疏松症患者及其家属,还适合基层社区医生和各科室从事骨质疏松症诊疗的专业人士。阅读本书能够提高读者对骨质疏松症的重视程度和长期诊疗依从性,它的出版必将有助于我国骨质疏松症防治关口的前移,推动骨质疏松症防治策略的实施。洪洋教授开创的骨质疏松科普促进临床、临床促进科研、科研反哺科普的良性循环模式,必将进一步推动我国骨质疏松科普事业的发展和骨质疏松症临床科研水平的提高。本书是业界内有创新特色的科普作品。

拜读完毕,特此作序,以分享之。

主任医师,教授,博士生导师
复旦大学附属华东医院骨质疏松专科主任

前　言

岁月是把刮骨刀,悄悄地刮走了我们的骨,留下的是驼了的背和弯了的腰。你是不是每天和膝盖疼痛、腰背疼痛作斗争?更要命的是,骨质疏松会引起骨折,老年人一旦骨折,不但会带来经济负担,也会给患者自己和子女带来沉重的思想负担和护理负担。怎样才能避免骨质疏松性骨折,减轻社会压力和老年人群的照护压力,我们为此编写了这本《骨质疏松症诊断与治疗》,希望能够在一定程度上为老年性骨质疏松症及骨质疏松性骨折的防治做出一定贡献。

本书通过八个章节分门别类地回答了骨质疏松症患者在就诊、治疗和康复过程中重点关注的问题,例如:骨质疏松能治好吗?骨质疏松是否会引发致残、致死的慢性疾病? 骨质疏松疾病应该到医院的哪个科室就诊? 同时,书中还针对骨质疏松的常见诊断问题、骨质疏松的常见用药问题、骨质疏松的预防问题、骨质疏松的康复问题等分别进行了详尽的介绍,帮助读者梳理有关骨质疏松症的相关知识,了解包括骨密度的筛查、饮食注意事项、运动注意事项和不良生活习惯注意事项等内容,解决日常保健和诊断治疗中的常见误区和问题。我们希望通过这本通俗易懂的医学科普读物,能够引起广大读者对骨质疏松症防治的重视,树立骨质疏松早筛早防早治的观念,让读者全方位地了解骨质疏松的预防、治疗和康复的相关科学知识,从而增强自我防治意识,收获更加健康的人生。

目　录

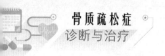

基础知识篇

什么是骨质疏松症

骨质疏松就是骨质变得松散了，好比木头朽了，出现了许多孔隙，骨的韧性降低。人体的结构是由骨骼组成，并且支撑行走，主要起到固定作用。骨骼一旦出现损伤，会给人体健康带来一定的危害。骨骼由骨基质和骨矿质两部分组成。骨基质主要由胶原纤维和蛋白组成，它们赋予骨骼韧性和弹性；骨矿质主要由钙、磷等无机盐组成，它们可使骨骼坚硬。

若把人的骨骼比作钢筋和水泥筑成的墙，骨基质好比其中的钢筋，骨矿质中的钙、磷就好比是水泥。其中骨基质中有对骨的代谢起重要作用的2种细胞：成骨细胞和破骨细胞。首先是破骨细胞开始工作，它就像一个小虫子把旧的骨质"吃掉"，使骨表面出现一个小坑，然后是成骨细胞进入小坑，它合成新的骨质，再把小坑填平。我们的骨头就是这样始终处于破坏和形成的动态平衡中，只有骨的破坏等于骨的形成，才能保证骨量不变。

但是，由于各种原因导致骨的破坏大于骨的形成，就会发生骨量的丢失，这就是骨质疏松症。一旦发生骨质疏松，这座"钢筋和水泥筑成的墙"就会变成好似"豆腐渣工程"，不仅无法承受相应的重量，还承受不了任何风吹雨打，一旦发生了跌倒等事

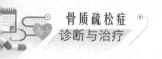

故,就容易出现骨折,导致钢筋水泥的部分"坍塌"。

根据世界卫生组织(World Health Organization, WHO) 1996年的定义:骨质疏松症是以骨量减少、骨的微观结构退化为特征的致使骨的脆性增加以及易于发生骨折的一种全身性骨骼疾病。

骨质疏松症分为原发性和继发性两大类,原发性骨质疏松症包括绝经后骨质疏松症(Ⅰ型)、老年骨质疏松症(Ⅱ型)和特发性骨质疏松症(包括青少年型)。继发性骨质疏松症是由任何可以影响骨代谢的疾病[如甲状腺功能亢进(甲亢)、甲状旁腺功能亢进(甲旁亢)、糖尿病等]、药物(如糖皮质激素、抗抑郁药等)所导致的骨质疏松。骨质疏松可以发生在骨骼的不同部位,如腰椎、股骨、上肢骨等。

为什么骨质疏松被称为"静悄悄的杀手"

多数人都知道全球每年导致死亡人数最多的病种是心血管疾病,但排在第二位威胁人类健康的疾病到底是什么? 是无处不在的消化疾病? 还是令人不寒而栗的各类肿瘤? 令绝大部分民众意想不到的是,被世界卫生组织(WHO)列为仅次于心血管疾病的第二大危害人类健康的疾病竟然是一位"静悄悄的杀手"——骨质疏松。来自西班牙San Juan Grande医院的创伤骨科主任卡洛斯·雷文加·盖尔蒂赫(Carlos Revenga Giertych)博士介绍说:"全球平均每3秒就会发生一起骨质疏松性骨折。50岁以上人群中,

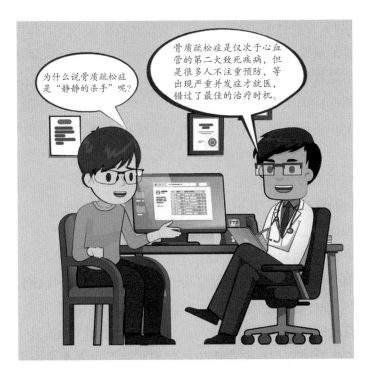

女性发生骨质疏松性骨折(脆性骨折)的比例更是高达 1/3。"

　　随着机体的衰老、激素的变化,成骨细胞促进新骨形成的能力逐渐减弱,消灭旧骨的破骨细胞能力相对增强,骨骼的分解超过生成,导致骨质丢失。随着骨质的流失,逐渐出现"骨量减少",再进一步进展就是"骨质疏松"了。

　　而上述病情发展通常是个缓慢并且不易察觉的过程。骨质疏松症很少有痛觉症状表现,即使有也不是特别明显,只有当骨量丢失 12% 以上时才会出现腰肌酸软、腰背疼痛、跟骨疼痛、长管骨隐痛、乏力畸形等症状,在临床上很容易被忽视。

　　一旦骨头里的成骨细胞(让骨头生长)和破骨细胞(让骨量

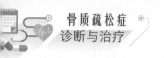

丢失)的平衡被打破,骨质疏松就开始悄然发生。由于低骨量状态和骨质疏松症前期通常没有明显的临床表现。并且加之大众对骨质疏松症预防的重要性认识不足,同时基层医疗卫生机构骨质疏松症防治能力不足,我国居民的骨密度检测率较低,大部分居民在骨量下降初期没有采取及时的防控措施,而往往在出现疼痛、脊柱变形和骨折等严重并发症的情况后才到医院就诊,经 X 线或骨密度检查时才发现已有骨质疏松,发现自己患病,延误了骨质疏松症防治的有利时机。

2018 年,在国家卫生健康委员会疾病预防控制局的领导下,在中央转移支付地方重大公共卫生项目支持下,中国疾病预防控制中心慢病中心与中华医学会骨质疏松和骨矿盐疾病分会大力合作,抽样选取全国 11 个省市区 44 个县(区)的 2 万余人,开展了首次居民骨质疏松症流行病学调查。2018 年 10 月 19 日,国家卫生健康委员会疾病预防控制局正式发布本次流调的主要结论,调查显示,20 岁以上人群骨质疏松症相关知识知晓率仅为 11.7%,其中男性为 10.5%,女性为 13.0%,城市地区为 17.8%,农村地区为 8.1%。在骨质疏松症患者中,知晓自己患病的比例也较低,40~49 岁骨质疏松症患者的患病知晓率为 0.9%,50 岁以上患者的患病知晓率也仅为 7.0%。20 岁以上人群中,接受过骨密度检测的比例仅为 2.8%,其中男性为 2.5%,女性为 3.2%,城市地区为 5.0%,农村地区为 1.5%;50 岁以上人群中,接受过骨密度检测的比例为 3.7%,其中男性为 3.2%,女性为 4.3%,城市为 7.4%,农村为 1.9%。不明显的临床症状,加上多数民众对骨质疏松症较低的认识,使得疾病的到来往往悄无声息。

骨质疏松症的危害大不大

常见的骨质疏松症的临床表现有以下几种类型。

1. 疼痛："站久了腰疼,走几步路,就像有一万支钢针扎进腰里,真心想死,晚上更是疼得睡不着觉。"常见腰背疼痛或全身性骨痛,通常在翻身、起坐及长时间行走后出现,夜间或负重活动时疼痛加重,甚至活动受限等。

2. 腰膝酸软:常见腰膝酸软、肢体乏力、腿脚拘挛,严重者可以出现步履艰难等。

3. 脊柱变形:"短短 3 年,身高缩水 10 cm,唉,老了老了","年纪轻轻就驼背,苍天啊,'小鲜肉'变成了'小龙虾'"。严重骨质疏松症患者,因椎体压缩性骨折,可出现身高变矮或驼背等脊柱畸形。多发性胸椎压缩性骨折可导致胸廓畸形,甚至影响心肺功能。

4. 骨折:骨质疏松性骨折属于脆性骨折,通常是指在受到轻微创伤或日常活动发生的骨折,是骨质疏松症的最严重后果及并发症。脆性骨折的常见部位为椎体(胸、腰椎),髋部(股骨近端),前臂远端和肱骨近端;其他部位如肋骨、跖骨、腓骨、骨盆等部位亦可以发生骨折。

5. 对心理状态及生活质量的影响:骨质疏松症及其相关骨折对患者心理状态的危害常被忽略,主要的心理异常包括恐惧、焦虑、抑郁、自信心丧失等。患者自主生活能力下降,以及骨折

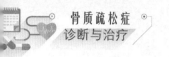

后缺少与外界接触和交流,均会导致巨大的心理负担。

走路摔一跤,哎哟! 骨折? 拍个蚊子,手臂骨折? 打个喷嚏,脊柱骨折? 下公交车,股骨颈骨折? 这些可怕的情景,却是许多严重的骨质疏松症患者日常生活中一不小心就容易发生的常见情况。轻微外力即可导致骨折,身体骨骼极其脆弱,就像一个"陶瓷人",这是骨质疏松最让人害怕的,在医学上被称为骨质疏松性骨折(脆性骨折)。

一旦发生骨质疏松性骨折,死亡率甚高。尤其老年患者骨质疏松性骨折导致其长期卧床,一卧床,压疮、肺炎、心肌梗死、脑卒中一拥而上,想从它们几个手里逃生,难!

中重度骨质疏松性骨折导致的脆性骨折,其中杀伤力最大的还得算是髋骨骨折,也就是俗称的"大胯骨骨折",由骨质疏松导致的髋部骨折后患者卧床至少 3 个月以上,长期卧床会导致肺部的分泌物(痰)无法顺利排出,时间一长,积在肺部的痰,非常容易导致肺部感染,1 年内有近 1/3 的患者(女性约 25%,男性约 32%)因此死亡。

根据新加坡的一项回顾性研究显示,280 例髋部骨折发生后 1 年内,患者死亡率高达 26%,而存活患者生活质量也并不高,能够独立行走的仅占 28%,需在别人的帮助下行走的占 39%,需要用轮椅的占 24%,卧床不起的占 9%。这是因为髋部骨折后长期卧床容易发生肺炎、泌尿系统感染、压疮、下肢静脉血栓等并发症,因而死亡率高。

同时美国的一项研究数据表明,髋骨骨折有一半以上的患者遗留不同程度的功能障碍,仅有 1/4 能够恢复到骨折前的健康水平。

与此同时,骨质疏松症患者如不加以干预,很可能面临第二次、第三次甚至第四次、第五次骨折,丧失独立生活能力,直到去世。

尽管骨质疏松症平常表现不明显,甚至没有临床症状,看似很轻,但它具有高发病率、高致残率、高死亡率、高医疗费用和低生活质量的特点。

骨质疏松症的早期危害是什么

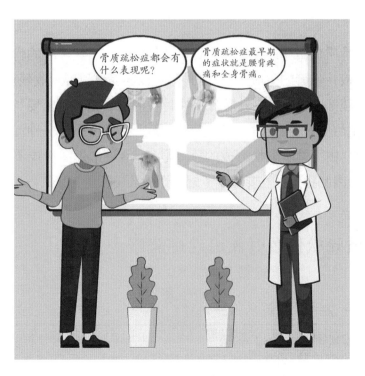

骨质疏松疾病在患病早期很难发现,其仅有一些不明显的

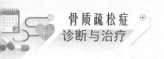
症状,例如腰酸背痛、容易抽筋等,其实这有可能是骨质疏松的前兆,如果不及时进行治疗,等到骨骼系统受损程度十分严重时,就很难再进行恢复。骨质疏松症患者由于疼痛、骨结构异常、功能障碍及活动受限等,可影响其职业、社会交往及休闲娱乐,因而必然降低患者生活质量。所以对骨质疏松疾病要早发现、早治疗。

骨质疏松导致最严重的危害是什么

骨质疏松导致最严重的后果就是骨折。虽然一般的骨折不会直接让患者的生命受到威胁,但是很容易导致其形成残疾,尤其是髋部出现骨折。骨质疏松性骨折的患者很多都需要长期护理,生活质量变低,对自身、家庭以及社会来说都是一种沉重的负担! 由于骨质疏松造成的巨大危害,给日常生活造成不便和困扰,因此我们更需要深入了解关于骨质疏松所带来的危害。

骨质疏松什么时候出现疼痛感

原发性骨质疏松以腰背痛症状为多见,占疼痛患者中的70%～80%。一般主要以腰部范围为主向周围扩散,疼痛沿脊柱向两侧扩散,仰卧或坐位时疼痛减轻,直立时后伸或久立、久坐时疼痛加剧,日间疼痛轻,夜间和清晨醒来时加重,弯腰、肌肉运动、咳嗽、大便用力时加重。在寒冬刺骨日夜交替的时候,疼痛更加严重。无论弯腰或者咳嗽、排便一用力也会伴随疼痛。

一般骨量丢失 12% 以上时即可出现骨痛。当然骨痛的出现也因人而异。

老年骨质疏松症时,椎体骨小梁萎缩,数量减少,椎体压缩变形,脊柱前屈,腰肌为了纠正脊柱前屈,加倍收缩,肌肉疲劳甚至痉挛,产生疼痛。新近胸腰椎压缩性骨折,亦可产生急性疼痛,相应部位的脊柱棘突可有强烈压痛及叩击痛,一般 2～3 周后可逐渐减轻,部分患者可呈慢性腰痛。若压迫相应的脊神经可产生四肢放射痛、双下肢感觉运动障碍、肋间神经痛、胸骨后疼痛类似心绞痛,也可出现上腹痛类似急腹症。若压迫脊髓、马尾神经,还会影响膀胱、直肠功能。

什么叫"脆性骨折"

骨质疏松性骨折(脆性骨折)指受到轻微创伤或日常活动即可发生的骨折,常见部位是椎体、髋部、前臂远端、肱骨近端和小腿远端等;其他部位如肋骨、距骨、腓骨、骨盆等部位亦可以发生骨折。

骨质疏松症性骨折是属于病理性骨折的一种。2013 年国际骨质疏松基金会(International Osteoporosis Foundation, IOF)报告指出:全球每 3 秒有 1 例骨质疏松性骨折发生,约 50% 的女性和 20% 的男性在 50 岁之后会遭遇初次骨质疏松性骨折;50%

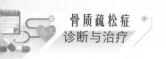
初次骨质疏松性骨折患者可能会发生再次骨质疏松性骨折；女性骨质疏松性椎体骨折再骨折风险是未发生椎体骨折的 4 倍。骨质疏松性骨折可造成疼痛和重度伤残,髋部和椎体发生骨质疏松性骨折可降低患者预期寿命,长期卧床者的致死率可达 20％、永久性致残率可达 50％。

我国的骨质疏松性骨折患者现状是怎样的

伴随我国人口老龄化进程加快,骨质疏松性骨折发生率逐年增加。根据流行病学调查,2010 年,我国骨质疏松性骨折患者达 233 万例,其中髋部骨折 36 万例,椎体骨折 111 万例,其他骨质疏松性骨折 86 万例,为此医疗支出 649 亿元。《原发性骨质疏松症诊疗指南(2017)》指出,我国 50 岁以上女性椎体骨折发生率约为 15％, 80 岁以上女性椎体骨折发生率约为 36.6％；1990～1992 年 50 岁以上髋部骨折发生率男性为 83/10 万,女性为 80/10 万;2002～2006 年男性为 129/10 万,女性为 229/10 万;女性一生中发生骨质疏松性骨折的危险性(40％)高于乳腺癌、子宫内膜癌和卵巢癌的总和,男性一生中发生骨质疏松性骨折的危险性(13％)高于前列腺癌。据估计,2035 年我国骨质疏松性骨折(腕部、椎体和髋部)约为 483 万例次,至 2050 年,我国骨质疏松性骨折患者数将达 599 万例次,相应的医疗支出高达 1745 亿元。

脆性骨折一般在哪个部位比较多见

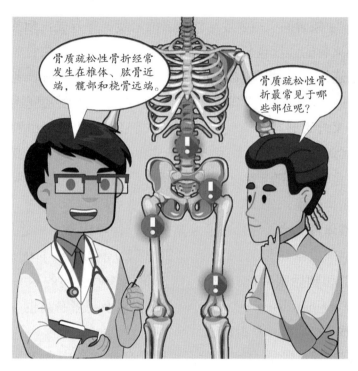

　　脆性骨折主要发生于胸椎、腰椎、髋部及前臂。发生椎体压缩性骨折,不仅影响身高而且还会引起腰疼,但有的人自己都不知道,以为是人老了就缩了。椎体骨折是骨质疏松最常见的并发症,且部分椎体骨折无明显症状、X线也难以发现,从而导致其诊断和治疗不及时,进而生活质量下降,甚至影响患者生存率。

　　椎体脆性骨折:正常人的椎体主要由小梁骨构成,它们纵横

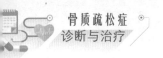

交错形成椎体的初级结构。当外力作用于脊柱时,产生压缩力通过椎间盘传导到椎体终板,由小梁骨中心向四周扩散,在椎体内部形成应力,一旦应力超过小梁骨能承受的强度,小梁骨的结构就会破坏,失去稳定性,局部的裂隙进一步发展就会发生椎体骨折。小梁骨的机械强度与椎体表面密度的平方成正相关。另外,小梁骨的强度也与其组织形态结构有关,包括小梁骨的排列方向、连接方式、粗细、数量以及小梁骨的间隙。随着衰老和骨质疏松的发生,骨小梁逐渐被吸收,小梁骨的表面密度逐步下降,小梁骨的形态结构也受到影响。其密度变化趋势由致密均匀向稀疏变细直至消失;而排列方式由放射状排列逐渐变得杂乱,并且骨小梁随年龄递增出现中断在一定的压缩力作用下,小梁骨结构失稳,出现局部碎裂继而发生骨折。

椎体骨折除了与骨密度及常见骨折危险因素相关之外,还与腰痛部位密切相关,如侧腰痛常可以预测椎体骨折的风险。当背部和脚后跟靠墙站立时,后枕骨和墙壁之间的水平距离(Wall-occiput distance)、肋骨-骨盆距离以及患者身高也可以预测骨质疏松后椎体骨折风险。

髋部脆性骨折:髋部骨折后果最为严重,1 年内有 20% 的患者因并发症死亡,30% 有永久残疾,40% 的人不能独立行走,80% 的人至少有一项日常活动不能独立完成。髋关节骨折后 1 年死亡率:女性为 20%;男性为 33%。这些数字远高于心肌梗死的 1 年死亡率(7%～11%)。所以,髋关节脆性骨折是一个特别严重的健康问题。

任何部位的脆性骨折一旦发生,其以后再发生骨折的概率

疏松脊椎骨质

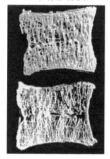

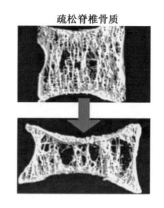

图 1　正常脊椎骨质和疏松脊椎骨质影像

会将是正常人的至少 2 倍。对脆性骨折患者随访观察 5 年的结果显示,第 1 年:10％的总随访人数会发生再次骨折;第 2 年:再次骨折人数增长到 18％;第 5 年:增长到 31％。

　　反观有髋关节骨折的患者,大约一半人有以往的脆性骨折病史。骨质疏松和脆性骨折与年龄有关,同样的 T 评分,年龄越大骨折概率越高。T 评分是骨密度测量的一个评分标准,用于诊断骨质疏松。T 评分－1～＋1 之间为正常,T 评分－1～－2.5 表示骨质减少,还没有到骨质疏松的程度。T 评分为－2.5 或更低表示骨质疏松。

　　椎体脆性骨折也同样在诸多方面给患者带来不利:背部疼痛、身体变矮、畸形和丧失活动能力,给日常生活带来很大的不便。身体形象扭曲让患者失去自尊,并患有抑郁症。

　　根据 WHO 的诊断方法,若无脆性骨折,可通过双能 X 线吸收法(dual-energy x-ray absorptiometry, DXA)评估骨密度(bone mineral density, BMD)来诊断骨质疏松。若排除了低骨

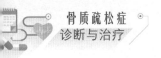
密度的其他原因,则骨密度评分比年轻成人参考人群的平均值低至少 2.5 个标准偏差,即 T 评分≤－2.5 时,即可诊断骨质疏松。

因为脆性骨折后再次发生的机会很高,一旦有脆性骨折发生,即可临床诊断为骨质疏松,无需测量骨密度。

脆性骨折的危害有哪些

65 岁以上人群发生髋部脆性骨折后,1 年内的死亡率为 30％左右,也就是每 10 个人中,有 3 位活不到 1 年,另外的 7 位患者中,一般只有 3 位可以恢复接近正常的行走,另外 4 位跛足行走的患者中,2 位可以拄拐自己走,2 位需要有人在身边扶持帮忙才能维持日常生活。老年人脆性骨折不容小觑。

脆性骨折是指无外伤或轻微外伤情况下引起的骨折。所谓轻微外伤,一般指在平地或身体重心高度跌倒所引起损伤。跌倒是指患者突然或非故意的停顿,倒于地面或倒于比初始位置更低的地方,看上去跌倒是一件非常简单的事件,但事实上却是一个可导致许多损害的复杂的医学问题,骨质疏松发生后,骨质变得越来越疏松多孔并且脆弱,因此骨折风险越来越大。

据美国疾病预防控制中心报道,95％以上的髋部骨折由跌倒引起,这意味着不跌倒将会避免 95％以上髋部骨折的发生。随着年龄的上升,跌倒的发生率也逐年增加。导致老年人容易跌倒的主要原因是肌肉减少以及神经系统控制能力下降,这使得老年人步速慢、步幅短、抬不高,从而行不稳、易跌倒。老年人除了骨量的流失,人体肌肉也在不断减少。人在 25～35 岁时肌肉就开始退化,中年之后退化速度加快,而且上肢比下肢退化得更快。到 80 岁的时候,大多数人损失了 30% 的肌肉。肌肉减少导致老年人在失去平衡的情况下,难以马上通过不同肌群间的协调来找到新的身体平衡,从而导致跌倒。

髋部骨折为什么是"人生中的最后一次骨折"

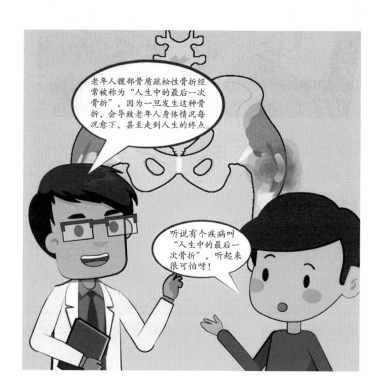

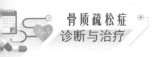

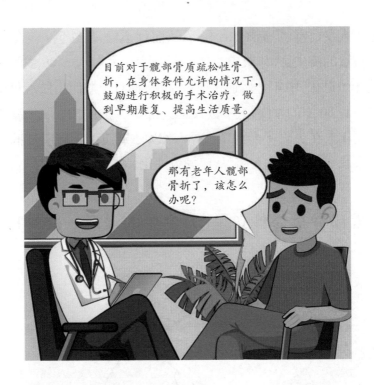

目前对于髋部骨质疏松性骨折，在身体条件允许的情况下，鼓励进行积极的手术治疗，做到早期康复、提高生活质量。

那有老年人髋部骨折了，该怎么办呢？

　　身体中由于钙的流失造成骨质疏松，骨骼的硬度和密度降低，很容易在意外摔跤情况造成骨折，老年人最为明显。骨折的部位主要是脊柱、髋骨、尺桡骨。这其中，髋部骨折是老年骨质疏松性骨折中最为严重的，老年人髋部骨折常见的有 2 种：一种是股骨颈骨折，一种是股骨粗隆间骨折。同时它也被戏称为"人生中的最后一次骨折"，这里所说的人生中的最后一次骨折，一般特指容易导致老年人死亡的髋部骨质疏松性骨折。一旦发生这种骨折，很多老年人的身体便每况愈下，乃至走到人生的终点。

　　其实在我们日常生活中因为"摔倒、车祸"导致骨折是很正常的事情,除了少数严重的创伤,一般骨折很少会导致患者直接死亡。但是老年人的骨质疏松性髋部骨折不同,老年人一旦摔跤,就容易出现髋部骨折,髋部骨折最易造成老年人死亡。根据部分国内外临床统计,老年人的髋部骨折,通过保守治疗1年后的生存率大概是50%,换句话说,骨折1年后有一半的老年人会永远离开。

为什么髋部骨折会这么容易导致死亡呢

因为高龄患者往往合并多钟内科疾病如:冠心病、高血压、糖尿病及脑血管病等,甚至还有肺心病或肺气肿等疾病,血黏度高,一旦骨折就需要较长时间的卧床。因此,卧床的并发症如:坠积性肺炎、压疮、深静脉血栓(DVT)及泌尿系感染等就会接踵而来。因此,高龄、制动、并发症是骨质疏松性髋部骨折预后较差的3个重要因素。

什么是骨质疏松性骨缺损

骨质疏松性骨缺损是指骨质疏松性骨折后骨的结构完整性破坏而发生的缺损。由于骨微结构改变,骨矿质成分和骨基质成分沉积不断减少,骨小梁稀疏断裂,骨强度下降,骨脆性增加,骨质疏松性骨折经常伴随骨缺损。这种骨折引起的骨缺损

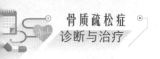

在影像学上常以骨折断端压缩破坏或关节面塌陷等为特征性表现。

骨质疏松性骨缺损具有骨质差、骨折愈合慢、骨折再发生率高,以及内固定手术失效等特点,目前临床疗效并不理想。因骨皮质变薄和松质骨稀疏,骨脆性增加。因而传统的内固定材料常难以获得稳固的断端加压固定,置入物与宿主骨结合不牢固,容易出现术后内固定失败。较差的骨整合效果易发生内固定松动,从而引起骨折断端不稳,继发骨不连。

另外,骨质疏松骨局部微环境中的分子生物学及细胞学上的缺陷也可能对骨折修复产生不利影响。

骨质疏松为什么会影响呼吸

骨质疏松会引起身体的胸椎、腰椎等骨骼变形。脊椎后凸变形、胸廓畸形导致胸腔中的肺活量换气逐渐减少。患者上楼梯梯就会出现呼吸困难、导致气短、胸闷、头晕等现象。胸、腰椎骨质疏松性骨折、脊椎后凸变形、胸廓畸形,可使肺活量和最大换气量显著减少,肺上叶前区小叶型肺气肿发生率可高达40%。

老年人多数合并有不同程度的肺气肿,肺功能随着年龄的不断增加而下降,若再加骨质疏松症所致胸廓畸形,患者的胸闷、气短、呼吸困难等不适症状往往会再进一步加重。呼吸功能下降后带来患者运动能力显著下降,活动减少进一步加重骨质疏松。如此循环往复陷入恶性循环。

为什么骨质疏松会引起驼背

常听老人们念叨,上年纪了,腰也弯了,背也驼了,身体各个部位都开始疼了……在好多老人眼里,弯腰驼背似乎是顺理成章的事情,是上了岁数的人就该有的毛病,其实不然。

驼背,也就是脊柱后凸畸形,在老年人群中很常见,通常是由于骨质疏松引起。骨质疏松严重患者因椎体压缩性骨折,可能有身高缩短、驼背等脊柱畸形。压缩性骨折是骨折的一种,通

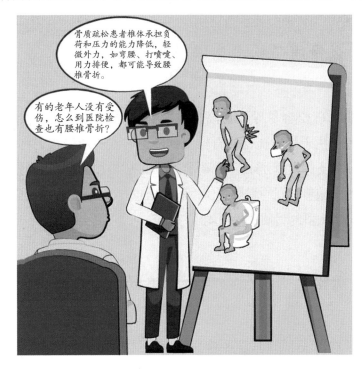

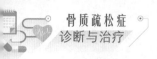

常发生在脊柱骨折中,表现为椎体前半部分被压缩、后半部分正常,椎体变楔形。骨质疏松性脊柱压缩骨折属于骨质疏松症的常见并发症,其是在患者轻微外伤、无明显外伤的作用下发生椎体压缩性骨折。

一些看上去稀松平常的小事其实都有可能导致压缩性骨折的发生,如坐车的时候一个急刹车、一次咳嗽、一次喷嚏、弯腰捡东西时不注意,都可能造成骨质疏松性压缩骨折的发生。如果家里有老人出现身高缩短、驼背等现象,千万不能大意,觉得这是人体老化的正常现象,需要带着老人去医院检测一下骨密度值,防止骨质疏松的发生。

为什么骨质疏松会影响身高

骨质疏松容易导致身高受到影响,会出现缩短、驼背、腰痛。这些都是由于骨质疏松的脊椎受到压迫导致骨质受损,身体骨骼部位压力支撑太重,形成后凸畸形,背部的压力加重造成老百姓所见的驼背。随着时间的增长人体骨质疏松越发严重,驼背症状更加明显。高龄人群的骨质疏松平均压缩约 2 mm,身高会缩短 3~6 cm。

骨质疏松性脊柱压缩骨折的主要治疗办法有哪些

一般情况下,骨质疏松性脊柱压缩骨折临床治疗通常采用保守疗法(如卧床休息、腰围保护、非甾体消炎止痛药等)及手术治疗。前者可以有效缓解患者病情,但由于老年人自身代谢能力减弱,成骨能力下降,骨折愈合时间长,而且长期卧床还能使得骨组织的脱钙能力较活动时加大,加重骨质疏松。同时长期卧床容易造成老年人的坠积性肺炎、压疮、泌尿系结石、下肢静脉血栓等,增加了患者的痛苦,生活质量明显下降,甚至危及患者的健康,增加了死亡率。并且保守治疗方法在解决椎体强度和硬度、脊柱变形等方面无明显效果,最终造成患者产生慢性顽固性腰背疼痛。后者虽然可通过手术解决患者长期卧床所带来的并发症,同时对解决椎体强度和硬度变化、脊柱变形等方面具有一定优势,但额外的手术风险及经济费用也不可避免,故两种方法缺陷都较明显。

骨质疏松症为什么还影响心理健康

骨质疏松症及其相关骨折对患者心理状态的危害常被忽略,主要的心理异常包括恐惧、焦虑、抑郁、自信心丧失等。老年患者自主生活能力下降,以及骨折后缺少与外界接触和交流,均会导致巨大的心理负担。

骨质疏松还有哪些危害

骨质疏松让身体的每个器官出现不同的影响,因为身体本

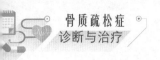

身就是整体的系统。其中一个地方出问题,其他部位肯定也会受到一定的影响。例如患者会出现腹胀、牙齿松动、便秘症状。

另外肌肉、骨骼同属运动系统,均起源于中胚层,有着共同的间质前体,两者在运动功能上紧密关联。肌肉是骨与骨连接的纽带,与骨的生长和发育密切相关。近期研究发现,肌肉和骨骼均是重要的内分泌器官,肌肉分泌的相关因子参与骨骼的调控,对骨骼的生长、发育、发展有一定的影响,而骨因子同样可调节肌量、肌力。发育生物学研究提示可能存在协调肌、骨质量的分子信号网络,在循环和局部微环境中存在可偶联肌肉和骨骼生长的调节因子。肌肉和骨骼除同时受内部(神经内分泌)和外部(力)因素影响外,还存在相互调控。

骨骼系统具有调节肌肉的作用,如成骨不全的患者表现为肌肉萎缩。骨来源的 Ihh 信号可支持肌细胞发育生长。成骨细胞和骨细胞的内分泌或旁分泌因子可作用肌组织,调控肌肉发育、肌量与肌力。骨通过合成分泌成纤维细胞因子 23(fibroblast growth factor 23, FGF23)和骨钙素(osteocalcin, OCN)两种激素调节机体磷和能量代谢。FGF23 主要通过调节磷代谢,降低原尿和小肠对磷的吸收,降低血磷水平导致低磷血症,从而间接调节肌肉,引起肌肉无力。敲除骨钙素基因后的小鼠,肌量会减少 10%～20%,导致肌肉的生理功能减退。

骨骼肌肉系统的发育、功能及衰老是一个有机的整体。神经系统调控下的肌肉收缩的力量是决定骨量、骨强度的重要因素。肌力对骨密度的影响,比肌肉含量对骨密度的影响更显著。骨骼肌数量是决定骨密度的重要因素。肌肉数量与骨密度呈同步增减变化。骨骼肌丢失可导致骨密度下降。肌肉萎缩、肌力下降和肌肉功能减退可致皮质骨吸收加速、变薄,对抗剪切力、扭力和折弯力能力变弱;松质骨内的水平骨小梁数量减少,垂直骨小梁变得稀疏,骨密度越来越低。骨骼会通过改变骨量和骨强度来适应肌肉收缩力量的改变。骨骼所承受的力学刺激对骨密度有重要影响。骨细胞将力学刺激转换为生化信号调节骨密度。骨密度下降正是肌肉骨骼系统调节失衡的结果。

综上所述,骨质疏松的发生会导致患者出现疼痛感,诱发脊柱变形以及骨折的发生,并且骨质疏松使得患者骨密度降低、骨硬度变弱,一旦发生骨折,患者致死率及致残率均较高。从过往研究数据来看,骨质疏松的患者一旦发生骨折,其在治疗后5年,预期寿命仅为同龄非骨质疏松症患者的80%左右,同时骨质疏松还降低了患者的生活质量,给其正常的生产、生活带来诸多不便,同时还增加了治疗负担。这些特性,使得骨质疏松成为现阶段人们关注的重大问题。

骨质疏松离我们有多远

每年的10月20日是世界骨质疏松日。随着人口的老龄化进程加快,骨质疏松已经成为全世界的健康问题。我国60岁以上人群骨质疏松率为40%~50%,全国骨质疏松症患者超过1亿人!男女之比为3:7,其中80%为老年患者。

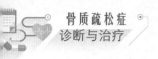

骨质疏松是中老年人的常见病,据统计,女性发病率为40%,男性为13%。女性多见于绝经后,男性多在55岁后。女性发病较早且数倍于男性。除了年龄因素之外,还与性激素水平的下降有密切的关系,绝经后妇女骨质疏松发生率为60%～70%。

生活中影响骨密度的因素有哪些

生活方式与机械活动也对骨密度产生较大的影响。体力活动对骨骼的影响极大,活动越多,对骨的牵拉力越强,就能促使破骨细胞转变为成骨细胞,有利于新骨形成。长期闲居以及各种原因的废用,由于对骨骼的机械刺激不够,以致骨形成少而骨吸收多,导致骨质疏松。骨折与骨病长期固定后也会导致骨质疏松。缺乏户外活动,日照不够导致维生素D不足也是引发骨质疏松的原因之一。

老年性骨质疏松的发病因素和发病机制是什么

老年性骨质疏松的发病因素和发病机制是多方面的,增龄造成的器官功能减退是主要因素。除内分泌因素外,多种细胞因子也影响骨代谢,降低成骨活性。钙和维生素D的摄入不足,皮肤中维生素D原向维生素D的转化不足,肾功能减退,维生素

D的羟化不足;骨髓间充质干细胞成骨分化能力下降;肌肉衰退,对骨骼的应力刺激减少,对骨代谢调节障碍,凡此种种,都影响骨代谢,使得成骨不足,破骨有余,骨丢失,骨结构损害,形成骨质疏松。此外,老年人往往存在多种器官的疾病共存,这些疾病及相关的治疗药物,都可能引起继发性骨质疏松。

为什么骨质疏松症逐渐成为社会和家庭沉重的经济负担

目前骨质疏松症已成为全球性的公共健康问题和前沿研究难题。据不完全统计,在世界范围内,骨质疏松症的患者数已超2亿人。随着我国进入人口老龄化社会,骨质疏松症和骨质疏松性骨折的发生率也不断在上升。最新的中国公民骨质疏松流行病学调查结果表明,65岁以上人群骨质疏松症患病率达到32.0%;低骨量率在40～49岁人群达到32.9%,而50岁以上人群更是高达46.4%。据估算,当前骨质疏松性骨折的发生数量大约为每年320万人次,而至2035年将升至460万人次。每年因治疗骨质疏松性骨折的医疗支出将会超过180亿美元,成为社会和家庭沉重的经济负担。

2018年中国首次居民骨质疏松症流行病学调查结果显示,我国40～49岁人群骨质疏松症患病率为3.2%,50岁及以上人群骨质疏松症患病率为19.2%,处于较高水平。另外需要指出的是,骨质疏松症已经成为我国50岁以上人群的重要健康问题,

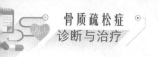

中老年女性骨质疏松问题尤为严重。根据中国骨质疏松症流行病学调查及"健康骨骼"专项行动结果发布获得的中国人峰值骨量数据为基准,按照国际骨质疏松症诊断的金标准(即骨密度降低程度达到或超过同性别、同种族健康成人的骨峰值均值 2.5 个标准差时可诊断骨质疏松症)计算患病情况。调查显示,我国 40～49 岁人群骨质疏松症患病率为 3.2%,其中男性为 2.2%,女性为 4.3%,城市地区为 3.5%,农村地区为 3.1%。50 岁以上人群骨质疏松症患病率为 19.2%,其中男性为 6.0%,女性为 32.1%,城市地区为 16.2%,农村地区为 20.7%。65 岁以上人群骨质疏松症患病率达到 32.0%,其中男性为 10.7%,女性为 51.6%,城市地区为 25.6%,农村地区为 35.3%。我国低骨量人群庞大,是骨质疏松症的高危人群。骨密度降低程度介于同性别、同种族健康成人的骨峰值均值 1～2.5 个标准差者称为低骨量人群。调查显示,我国 40～49 岁人群低骨量率达到 32.9%,其中男性为 34.4%,女性为 31.4%,城市地区为 31.2%,农村地区为 33.9%。50 岁以上人群低骨量率为 46.4%,其中男性为 46.9%,女性为 45.9%,城市地区为 45.4%,农村地区为 46.9%。

骨质疏松症离年轻人有多远

年轻人更应该关注骨质疏松的问题,预防应从小时候开始。儿童和青少年期是骨量增加的关键时期,同时也是骨骼对运动敏感的关键时期,30 岁左右达到最高,医学上称为"峰值骨量"。

35岁以后骨量开始下降,女性绝经后,骨量下降的速度明显快于男性。如果年轻时尽力提高自己的骨峰值,也就是增加自身体内骨的库存量,到老年后需更长时间才会丢失到骨质疏松状态,那么患骨质疏松的可能性就会减小,有可能延缓骨质疏松症在以后生命周期中的发生。

因此,为了远离骨质疏松,良好的运动习惯需保持并贯穿从儿童青少年到老年的整个生命周期。老年人是一个特殊的群体,大多有一种或多种慢性病,如糖尿病、心血管疾病、骨关节炎甚或癌症。适度的体力活动对老年人预防和管理慢性病有显著益处。如骨质疏松的老年人因身体或其他原因而外出次数减少,仍然可居家适当活动。

经常的身体活动能使老年人更易执行日常生活,同时使跌倒或致重伤的可能性减小,有助于维持更长时间的独立性和减少重大残疾的发生。此外,运动或体力活动还可降低患阿尔茨海默病的风险,更好地感知生活质量,减少焦虑和抑郁。与他人一起进行体力活动可增加社交参与和互动的机会。

哪些人容易骨质疏松

哪些人容易骨质疏松呢?在回答这个问题之前,若想了解自己是否有骨质疏松风险,可以根据国际骨质疏松症基金会提供的骨质疏松症风险一分钟测试题,简单自测一下。以下为题目:

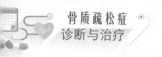

1. 父母曾被诊断有骨质疏松症或曾在轻摔后骨折？

2. 父母中一人有驼背？

3. 年龄＞40 岁？

4. 是否成年后因为轻摔发生骨折？

5. 是否经常摔倒（去年＞1 次），或因为身体较虚弱而担心摔倒？

6. 40 岁后身高是否减少＞3 cm？

7. 是否体重过轻（BMI＜19 kg/m²）？

8. 是否曾服用类固醇激素（例如可的松、泼尼松）连续超过 3 个月（可的松通常用于治疗哮喘、类风湿关节炎和某些炎性疾病）？

9. 是否患有类风湿关节炎？

10. 是否被诊断出有甲状腺功能亢进症或是甲状旁腺功能亢进症、1 型糖尿病、克罗恩病或乳糜泻等胃肠道疾病或营养不良？

11. 女士回答：是否在 45 岁或以前就停经？

12. 女士回答：除了怀孕、绝经或子宫切除外，是否曾停经＞12 个月？

13. 女士回答：是否在 50 岁前切除卵巢又没有服用雌、孕激素补充剂？

14. 男性回答：是否出现过阳痿、性欲减退或其他雄激素过低的相关症状？

15. 是否经常大量饮酒，每天饮用超过 2 个单位的乙醇（相当于啤酒 500 g、葡萄酒 150 g 或烈性酒 50 g）？

16. 是否目前习惯吸烟,或曾吸烟?

17. 每天运动量<30 min(包括做家务、走路和跑步等)?

18. 是否不能食用乳制品,又没有服用钙片?

19. 每天从事户外活动时间是否<10 min,又没有服用维生素D?

以上问题只要其中1题回答结果为"是"即为阳性,提示存在骨质疏松风险,需要尽快前往医院行骨密度检查及专科医生诊治。

睡眠不足的人会不会容易得骨质疏松症

对于健康的人群,如果缺乏睡眠的时间连续超过1周则会发生明显的内分泌代谢紊乱。若睡眠不足的情况持续存在,则会通过外周或者中枢途径对人的身体健康产生长期的不利影响。相关研究结果显示,女性睡眠时间长期不足,其皮质骨密度(BMD)会明显下降。Sasaki 等的一项研究也证实,骨质疏松症可能与睡眠质量差有关,特别是睡眠障碍可能是加重骨质疏松的危险因素。

虽然目前还未明确睡眠时间与骨之间相互影响的机制,但是推测其与可的松分泌增加有一定的关系。与睡眠时间比较充足者相比,睡眠时间不足者的可的松水平会在下午以及夜晚出现明显的增多。可的松水平升高后会对骨髓间质干细胞产生抑制作用,阻止其分化为成骨细胞,同时还会使破骨细胞的间歇性

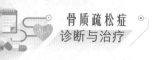

骨吸收转变为持续性骨吸收,使骨吸收作用增强,导致骨量的丢失。

另外,相关荟萃分析表明,睡眠持续时间过长也可能增加中老年人骨质疏松的风险。

长期运动能不能预防骨质疏松

在骨代谢中,运动也发挥着重要的作用,运动可以使骨骼的结构得到改善,骨强度及骨量增加。体育锻炼是预防和治疗骨质疏松症的重要刺激因素,有助于骨骼的生长。

当运动量减少时会导致骨量的减少,通过运动、锻炼,骨细胞会对骨量与骨强度进行局部调整,以满足承载负荷的需要。

运动对成年人的主要影响为维持骨量的平衡或者增加骨量,而运动对老年人的影响主要表现为减慢骨量丢失的速度。运动对骨骼产生影响的机制主要为间接的肌肉牵拉负荷以及直接的机械负荷。

运动强度的不同也会对骨密度造成影响。低强度的运动对骨密度并没有明显的影响,而中等强度的运动则可以明显增加骨密度,改善骨代谢,高强度运动将会对骨密度造成不良影响,因此在通过运动预防骨质疏松症时,应当注意运动持续时间及运动强度。

经常晒太阳的人会不会得骨质疏松症

充足的日照可以提高机体内的维生素 D 水平。维生素 D 可以促进肠道对钙的吸收，增加血钙水平，有助于骨骼的矿化；增强成骨细胞活性，抑制成骨细胞凋亡，对骨形成有明显的促进作用。并且维生素 D 可以通过多种途径来影响骨骼的代谢。

相关研究发现，维生素 D 的长期缺乏会导致肌无力的发生，在适当补充维生素 D 后可降低发生跌倒的风险，因此维生素 D 对预防骨质疏松性骨折具有重要意义。

在现代社会环境下，人们普遍、大量地使用防晒用品，因此即使有充足的日照，也普遍存在维生素 D 缺乏的现象。在使用了防晒霜之后，局部皮肤所生成的维生素 D 水平将会显著降低。

吸烟的人是不是容易得骨质疏松症

吸烟与骨质疏松症密切相关，在一项对南非 40 岁及以上女性的流行病学研究中发现，联合吸鼻烟和吸烟与骨质疏松症呈正相关，长期吸鼻烟和吸烟可能会增加患骨质疏松症的概率。

无论是戒烟者还是吸烟者，发生骨折和骨质疏松性骨折的风险都会明显增加。大部分吸烟者从青少年时期就开始吸烟，

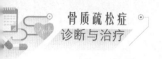

这一时期是骨骼生长发育至关重要的时期,此时吸烟将会对骨峰值产生不利影响,从而增加了日后骨质疏松症的患病率。

喝豆浆能不能预防骨质疏松症

大豆内含有大豆异黄酮类物质,该物质具有微弱的雌激素活性及潜在骨特异性作用,可能有助于促进骨骼健康,对骨质疏松症的预防也起着一定作用。同时,大豆异黄酮在体内具有抗骨吸收作用,研究表明,大豆异黄酮能促进成骨细胞的增殖和分化,可能是一种治疗骨质疏松症的有效药物。

喜欢吃肉的人容易得骨质疏松症

高动物蛋白质的摄入将会增加骨质疏松性骨折的风险。在相关研究中,动物蛋白质摄入量高者的股骨颈骨量丢失明显增多,且明显增加了发生髋关节骨折的风险。体内固定酸的产生即主要来源于动物蛋白质,随着摄入的动物蛋白质的增多,尿中净酸排出量也会随之增加。而且动物蛋白质中所含的含硫氨基酸较多,因此相比于植物蛋白质,动物蛋白质诱导高钙尿的能力明显增强,使尿钙的排泄增多。

减少动物蛋白质的摄入量,增加植物蛋白质的摄入量,可以对骨质疏松症的预防产生有利的影响。

喝咖啡对骨质疏松症有什么影响

一项针对中国男性人群的调查研究发现,咖啡的摄入作为一项独立因素与骨质疏松症的发生明显相关,中等频率的咖啡摄入具有较低的骨质疏松症发生率。然而,在另一项荟萃分析中发现,每天饮用咖啡会增加女性骨折的风险,而男性则会降低患病的风险。

为什么女性容易得骨质疏松症

女性绝经以后,卵巢功能开始衰竭,雌激素水平也开始降低。雌激素水平的降低会使破骨细胞活性增强,增加骨转换。同时,雌激素水平的降低还会导致甲状旁腺激素分泌的减少,使 1α-羟化酶活化发生障碍,从而减少了 $1,25\text{-}(OH)_2D_3$ 的合成,使血钙浓度降低,骨量丢失,最终引起骨质疏松症的发生。

长期应用糖皮质激素的人为什么容易得骨质疏松症

体内糖皮质激素水平的变化与骨质疏松症的发生具有明显

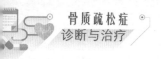
的相关性。在骨质疏松症的病因中,糖皮质激素所造成的骨质疏松症排在第三位,仅次于因绝经及年龄因素所导致的骨质疏松症。在长期、大量使用糖皮质激素治疗后,患者的骨矿物质密度会明显降低,从而增加发生骨质疏松性骨折的风险。

相关研究证实,糖皮质激素诱导的骨质疏松症是继发性骨质疏松症最常见的形式,也是年轻人骨质疏松症最常见的原因,骨丢失和骨折的风险与糖皮质激素治疗的剂量和治疗时间成正比。

年龄越大的人骨质越疏松

骨质疏松症是一种常见的老年性疾病,与年龄因素密切相关。年龄越大,则骨质疏松症的发病率就越高。随着年龄的增加,骨质疏松症发生的风险也增加,已经有大量的流行病学调查研究证实了这一结论。虽然伴随着年龄的不断增加,还在进行骨重建循环,但是总体趋势为骨吸收作用增强,明显超过了骨形成,造成骨量的减少。

骨质疏松症会遗传吗

骨量的峰值、骨量的丢失情况均会受到遗传因素的影响,并且可以评估患者发生骨折的风险。相关研究发现,对于青年女性,其骨密度水平与其母亲的骨密度水平存在着明显的相关性,通过研究双胞胎的骨密度后也发现,骨量的形成与丢失均会受到遗传因素的影响。骨转换的调控与骨量的获取可能受到了多组基因的影响,基因的多态性或者发生突变可能会增加发生骨质疏松症的风险。

胖的人是不是更容易骨质疏松

骨密度与体重间存在着较为明显的相关性,由于体重较大者可以承受更大的机械负荷,故其骨密度相对更高。并且对于绝经后的女性,体重较重或体型肥胖者的雌激素转换更多,肥胖是特定骨骼部位骨折的危险因素。

人体腹部的脂肪可以通过腰围的测量结果反映出来,也是中心型肥胖的主要诊断指标。相关研究结果显示,腰围与骨密度间呈现出负相关的关系,认为脂肪的增多会使骨密度降低,但目前并没有统一的结论。

如何有效预防骨质疏松

(1) 先从饮食上来说,注意饮食规律,可以在日常的饮食中,多吃虾、豆腐、杏仁、核桃,多喝排骨汤、大骨汤和牛奶,这些食物中含钙量高,可以帮助补充流失的钙元素。为了更好地补充钙

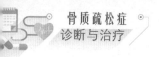

元素,老年人尽量保证每晚食用钙片,帮助补充钙物质,防止骨质疏松。也不是钙补得越多,就吸收得越多,通常 60 岁以上的人,每天推荐钙的摄入量为 1 500 mg,过量补钙并不能变成骨骼,可能导致高钙血症。避免吸烟、酗酒、高盐饮食及喝大量咖啡。

(2)还需要注意的是,作息时间规律,保证足够的睡眠时间和高质量的睡眠质量,好的睡眠也是预防骨质疏松的重要因素之一。多参加户外活动,多晒太阳,日光是可以帮助促进钙吸收的。

(3)进行适当的运动是防治骨质疏松的重要措施之一,特别是负重有氧运动,对预防骨质疏松效果最好。需要注意的是不可选择强度过大,速度过快,较为强烈的运动项目,运动负荷过大,易引起骨折、软组织损伤,亦可引发心血管疾病,故在选择体育项目之前,应做一次较全面的体格检查,最好根据医生的意见或建议,结合自身的健康状况,选择合适的运动项目。要遵循循序渐进、有计划、有规律的原则,运动的强度一定要因人而异,体能较好者,可适当加大运动量。运动前应做准备活动,运动后注意放松运动。

(4)不私自滥用药物。在医生指导下正确用药。

(5)为了预防骨质疏松,一定要定期去检测自己的骨密度。因为骨密度是骨骼健康的重要指标,是诊断骨质疏松的金指标。人到中年,尤其妇女绝经后,骨丢失量加速进行。此时期应每年进行一次骨密度检查,对骨量快速减少的人群,应及早采取防治对策。近年来欧美各国多数学者主张在妇女绝经后 3 年内即开始长期雌激素替代治疗,同时坚持长期预防性补钙,以安全、有效的预防骨质疏松。

导致骨质疏松症的危险因素包括哪些

骨质疏松症及脆性骨折危险因素包括遗传因素和环境因素等多方面因素,主要分为不可控因素与可控因素。

不可控因素:年龄、脆性骨折史、家族脆性骨折史、过早停经史(<45 岁)。

可控因素:低体重(BMI<20 kg/m²)、大量饮酒[>2 单位(1 单位相当于 8~10 g 乙醇,相当于 285 mL 啤酒、120 mL 葡萄酒、30 mL 烈性酒)/d]、高钠摄入、低骨密度、钙和(或)维生素 D 摄入减少、制动、吸烟、日常活动减少、跌倒。

此外,疾病因素主要包括以下几种类型。

1. 内分泌疾病,包括:糖尿病、甲状旁腺功能亢进、甲状腺功能亢进、原发性甲状旁腺功能亢进、垂体前叶功能减退症、性腺功能减退症、库欣综合征、神经性厌食、雄激素抵抗综合征、高钙尿症等。

2. 风湿免疫性疾病,包括:类风湿关节炎、系统性红斑狼疮、强直性脊柱炎、其他风湿免疫性疾病等。

3. 消化系统疾病,包括:炎症性肠炎、吸收不良、慢性肝病、胃肠道旁路或其他手术、胰腺疾病、乳糜泻等。

4. 神经肌肉疾病,包括:癫痫、阿尔茨海默病、帕金森病、多

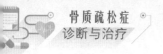

发性硬化症、脑卒中、脊髓损伤、肌萎缩等。

5. 血液系统疾病，包括：多发性骨髓瘤、淋巴瘤、白血病、单克隆免疫球蛋白病、血友病、镰状细胞贫血、系统性肥大细胞增多症、珠蛋白生成障碍性贫血等。

6. 其他疾病，包括：中度至重度慢性肾脏疾病、哮喘、慢性代谢性酸中毒、慢性阻塞性肺病、器官移植后、充血性心力衰竭、抑郁、获得性免疫缺陷综合征、淀粉样变等。

药物：促性腺激素受体激动剂；质子泵抑制剂；噻唑烷二酮类增敏剂；巴比妥类药物；他克莫司；抗病毒药；糖皮质激素；长期抗抑郁药物；芳香化酶抑制剂；铝剂(抑酸剂)；甲状腺激素；抗凝剂(肝素)；抗癫痫药；肿瘤化疗药；环孢霉素 A；选择性 5 羟色胺再摄取抑制剂。

综上所述，具有骨质疏松危险因素的人就是容易患骨质疏松症的危险人群。吸烟、饮酒、雌激素、糖皮质激素、性别、年龄、微量元素的缺乏或过剩、骨质疏松症及骨折家族史是影响骨质疏松发生的危险因素，咖啡、身高、体重及腰围是不是骨质疏松发生的危险因素暂无统一结论，血压及血生化指标与骨质疏松的发生无显著的相关性，而牛奶、豆类及肉类对骨质疏松的预防产生有利的影响。总之，骨质疏松受到各种体内外因素的影响。

（洪洋、李英华、张铁骑、费文超）

临床表现篇

骨质疏松最主要的症状是什么

骨质疏松最主要的症状是疼痛。骨质疏松的疼痛发生的原因是骨吸收,就是骨小梁被破骨细胞"吃掉",使得患者不管什么时间都疼,白天也疼,晚上也疼。如果一个老太太,70岁左右,全身骨头疼,那多半就是骨质疏松。骨质疏松导致的疼痛会让患者活动受限,严重时翻身、起坐及行走有困难。此外,骨质疏松导致驼背以后,存在一些微小的胸腰椎压缩性骨折,也使神经受到刺激,引起疼痛。值得注意的是,骨质疏松的疼痛没有定点时间,什么时间都可能疼,晚上睡觉更疼,因为破骨细胞活跃,"吃掉"你的骨头,会引起疼痛。腰背疼痛沿脊柱向两侧扩散,休息后缓解,负重或者劳累后加重,合并胸腰椎压缩性骨折,可致脊柱棘突强压痛和叩击痛,压迫脊神经,可导致四肢放射痛、肋间神经痛、胸骨后疼痛。

身高变矮和驼背是骨质疏松的症状吗

骨质疏松会使脊椎椎体前负荷量大,易压缩变形,使脊椎

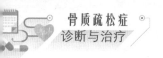

前倾,形成驼背。好多老年人平时可能不以为意,还爱开玩笑说自己"长缩了",认为这是老年人应该出现的现象,因为自己身边的老年人都是这样的。但殊不知造成身高变矮的原因主要是支撑我们身体的脊柱被逐渐压扁了,就是骨质疏松性的胸腰椎压缩性骨折。严重的情况下会出现驼背。在社区里看见那些个子矮小、驼背、缓慢拄拐行走的老人,多半是严重的骨质疏松症。这些患骨质疏松症的老年人身高可能缩短 5～20 cm,变成小老头、小老太太。骨质疏松性椎体压缩性骨折会导致胸廓畸形,腹部受压,影响心肺功能等,可能导致胸闷、气短、呼吸困难。

骨质疏松最让人害怕的症状是什么

　　骨折,是骨质疏松最让人害怕的一点,也是骨质疏松症患者最应该尽全力去防范的一点。骨质疏松性骨折又叫脆性骨折,是非外伤或轻微外伤条件下发生的骨折,是低能量或非暴力骨

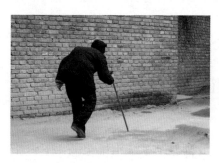

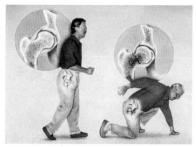

折,从身高或小于身高跌倒或因其他日常活动而发生的骨折,比如下公交车时跨步导致髋部骨折,咳嗽、打喷嚏导致脊椎骨折。这些外力在正常情况下是不会使人骨折的,故此医学上称此类骨折为骨质疏松性骨折。这些骨折常见于脊柱、髋部、手腕等处。

骨质疏松和牙齿松动、脱落有什么关系

牙齿松动、脱落,进而掉牙齿也是一个很容易被忽略的骨质疏松症状。在没有发生牙周疾病、龋病(龋齿)等情况下,牙齿的松动、脱落可能就是骨质疏松的表现。有的患者安上假牙也戴不了几年就再次脱落或者松动,也和骨质疏松问题有关系。

骨质疏松对心理状态及生活质量有什么影响

骨质疏松症及其相关骨折对患者心理状态的危害常被忽视,主要的心理异常包括恐惧、焦虑、抑郁、自信心丧失等。老年患者自主生活能力下降,以及骨折后缺少与外界接触和交流,均会给患者造成巨大的心理负担。应重视和关注骨质疏松症患者的心理异常,并给予必要的治疗。

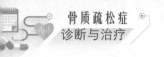
为什么患骨质疏松症容易导致骨折

　　骨骼需有足够的刚度和韧性维持骨强度,以承载外力,避免骨折。为此,要求骨骼具备完整的层级结构,成年前骨骼不断构建、塑形和重建,骨形成和骨吸收的正平衡使骨量增加,并达到骨峰值;成年期骨重建平衡,维持骨量。此后随年龄增加,骨形成与骨吸收呈负平衡,骨重建失衡造成骨丢失。骨强度包括骨密度(含钙量)和骨结构(拱形结构来支撑负重),骨质疏松症除了骨钙含量减少,还有拱形结构破坏,从而不太容易承力,容易导致骨折。

没有外伤,为什么会发生骨质疏松性椎体压缩骨折

　　骨质疏松症最常见的并发症是骨质疏松性骨折。骨质疏松性骨折最好发的部位是脊柱的椎体、肱骨的近端、髋部以及腕部。50%以上的骨质疏松性骨折发生于脊柱的椎体,特别是胸腰段。一般骨质疏松症的患者开始时没有任何症状,不疼也不痒,它静悄悄地存在于中老年人群中。有骨质疏松症的患者经常不知道自己已患骨质疏松了或骨量减少了。当他们在不慎跌倒受伤或没有遭受任何外伤的情况下发生咳嗽、打喷嚏、弯腰拾

地上物品时,突然感觉到腰背部出现了疼痛去医院就诊,才发现已经发生了骨质疏松性椎体压缩骨折。

骨质疏松症患者的椎体承受载荷压力的能力降低,并且老年人肌肉的力量也不如年轻人。当轻微外力,如跌倒、弯腰、打喷嚏、咳嗽或排便时用力,这种力量作用在椎体上,超过了椎体自身承载能力时,骨质疏松性椎体压缩骨折就发生了。

骨质疏松性椎体压缩骨折最主要的症状是什么

腰背部疼痛为骨质疏松性椎体压缩骨折(Osteoporotic Vertebral Compression Fracture, OVCF)最主要的临床表现,是患者就诊的主要原因。

(1) 急性期:骨折后,大部分患者腰背部出现急性疼痛,疼痛部位即伤椎处,翻身时疼痛明显加重,以至不能翻身,不敢下床。大多数患者腰背痛在翻身及起床时疼痛加重,可能是脊柱屈伸时骨折处不稳定,组织水肿造成的疼痛。

(2) 慢性期:部分患者早期短暂卧床休息后疼痛减轻,即下床负重活动,易导致骨折不愈合,假关节形成。还有部分患者骨质疏松严重,虽长期卧床,但骨强度及密度难以迅速提高,骨质疏松存在,骨折不断发生,此类患者多长期存在慢性腰背痛。

(3) 相应神经分布区的放射痛:某些 OVCF 患者除了表现骨折部位的局限性疼痛外,常表现为沿骨折部位神经走行的放射痛。腰背部压痛可向胸前、腹前区及下肢放射。如胸椎压缩

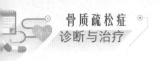

性骨折,背部疼痛沿肋间神经放射,多表现为胸前区或肋弓处疼痛;腰椎压缩性骨折的患者,腰部疼痛可向腹前区放射,或沿股神经或坐骨神经放射,相应神经支配区疼痛木胀感。

骨质疏松性椎体压缩骨折还有哪些临床表现

骨质疏松性椎体压缩骨折主要包括以下3个方面。

1. 后凸畸形,脊柱矢状面失平衡:部分患者发生骨折后无明显疼痛不适,或经早期卧床及自服止痛药物治疗后疼痛减轻,仍能从事日常工作而未诊治。由于患者早期未制动,常导致骨折椎体继续压缩变扁,骨折愈合差,发生进展性脊柱后凸畸形。

2. 腰背部的慢性疼痛及身高下降,背部肌肉的痉挛和抽搐:部分患者由于骨折部位疼痛,患者长期保持疼痛最小的体位,背部肌肉长时间痉挛,翻身或屈伸疼痛加重时,可发生抽搐。大部分患者出现骨折部位棘旁疼痛和压痛,部分患者骨折部位疼痛、压痛不明显,表现为骨折部位以下棘旁疼痛及压痛,如胸腰段椎体压缩骨折,表现为下腰痛,患者由于腰背部疼痛,下腰段肌肉长时间痉挛,肌肉疲劳,引起远离骨折部位的疼痛及压痛等。

3. 其他表现:如肺活量减少,呼吸功能障碍,腹部受压—食欲减退,腰椎前凸增大—椎管狭窄、腰椎滑脱等,健康状况恶化,失眠和抑郁症等。

女性绝经后出现骨质疏松的时间都一样吗

女性绝经的时间为45～55岁,女性绝经之后,出现骨质疏松的时间是不是也是这个时间段呢? 其实,骨质疏松和绝经年龄有一定的关系,而且确实每位女性的绝经年龄是不太一样的。在2018年我们国家做了首次骨质疏松的流行病学调查,发现女性为40～49岁,也就是大概在绝经前期,骨量减少的发病率大概在1/3,这时候骨质疏松症的发病率是很低的。但是到50岁以后,也就是围绝经期,这个时候骨量减少率就达到了一半,就是一半人出现了骨量低下,而1/3的人出现了骨质疏松。到了65岁以后,雌激素缺乏的时间就比较长了,女性骨质疏松症发病率将达到一半,也就是说一半的65岁以上女性都有骨质疏松,所以骨质疏松症是一个流行病。

女性绝经后出现骨质疏松为何会有的早有的晚

为什么每个绝经后的女性,出现骨质疏松的年龄有的早一些,有的晚一些呢? 总的来说,一方面和遗传因素有关系,另一方面和生活质量、生活习惯有关。此处介绍一个"骨矿银行"储备量的概念,正常人在30岁左右骨骼中的矿物含量达到峰值,可称之为峰值骨量。峰值骨量越高,就表示人体中的"骨矿银

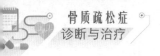

行"储备越高,将来发生骨质疏松的时间就会越晚,所以一定要重视 30 岁的"骨矿银行"的储备量,储备量越高越好。当然"骨矿银行"的储备也和遗传因素有关系,60%～80%的骨质疏松与遗传因素相关,另外还有 20%～40%是和日常生活习惯有关。

骨质疏松性骨折包括哪些

骨质疏松性骨折指受到轻微创伤或日常活动中即发生的骨折,是骨质疏松症的严重后果。骨质疏松性骨折的常见部位是椎体、髋部、前臂远端、肱骨近端和骨盆等,其中最常见的是椎体骨折。国内基于影像学的流行病学调查显示,50 岁以上女性椎体骨折患病率约为 15%,50 岁以后椎体骨折的患病率随增龄而渐增,80 岁以上女性椎体骨折患病率可高达 36.6%。髋部骨折是最严重的骨质疏松性骨折,近年来我国髋部骨折的发生率呈显著上升趋势。研究表明:1990～1992 年间,50 岁以上髋部骨折发生率男性为 83/10 万,女性为 80/10 万;2002～2006 年间,此发生率增长为男性 129/10 万和女性 229/10 万,分别增加了 1.61 倍和 2.76 倍。预计在未来几十年中国人髋部骨折发生率仍将处于增长期。据估计,2035 年我国骨质疏松性骨折患病数约为 483 万例次,到 2050 年约达 599 万例次。女性一生发生骨质疏松性骨折的危险性(40%)高于乳腺癌、子宫内膜癌和卵巢癌的总和,男性一生发生骨质疏松性骨折的危险性(13%)高于前列腺癌。

骨质疏松性骨折有哪些危害

骨质疏松性骨折的危害巨大,是老年患者致残和致死的主要原因之一。发生髋部骨折后1年之内,20%的患者会死于各种并发症,约50%的患者致残,生活质量明显下降。而且骨质疏松症及骨折患者的医疗和护理,需要投入大量的人力、物力和财力,造成沉重的家庭和社会负担。据相关研究机构预测,我国2035和2050年用于主要骨质疏松性骨折(腕部、椎体和髋部)的医疗费用将分别高达1 320亿元和1 630亿元。

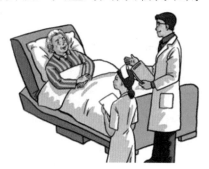

骨质疏松性骨折有哪些特点

骨质疏松性骨折的特点:①骨质疏松症患者罹患骨折并卧床后,将发生快速骨量丢失,加重骨质疏松症;②骨折部位骨量低,骨质量差,多为粉碎性骨折,复位困难,不易达到满意效果;③内固定治疗稳定性差,内固定物及植入物易松动、脱出,植骨易吸收;④骨折愈合过程缓慢,恢复时间长,易发生骨折延迟愈合甚至不愈合;⑤其他部位发生再骨折的风险明显增大;⑥多见

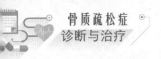

于老年人,常伴发其他器官或系统的疾病,全身状况差,治疗时易发生并发症,增加治疗的复杂性与风险性;⑦致残率、致死率较高,严重威胁老年人的身心健康、生活质量和寿命。因此,骨质疏松性骨折的治疗有别于一般的创伤性骨折,既要重视骨折本身的治疗,也要积极治疗骨质疏松症。

骨质疏松性转子间骨折有哪些特点

在老年人种种摔倒造成的损伤中,髋部骨折是极为常见的一种。目前,髋部骨折是造成残疾的十大因素之一,全世界每年有450万人发生髋部骨折。亚洲是世界上人口最多的区域,随着老龄化的发展,预计到2050年,亚洲骨质疏松性骨折患者将占到世界的一半。髋部骨折主要包括股骨转子间骨折和股骨颈骨折。

老年转子间骨折是一种常见且严重的骨质疏松性髋部骨折,致死、致残率高。近年来,国际上在老年股骨转子间骨折的诊疗方面有很多的研究和进展,加速康复外科理念的引入进一步提高了治疗效果。股骨转子间骨折对老年人的影响巨大,一方面骨折后病死率增加,另一方面骨折后活动能力和生活质量下降,不能回到受伤前的生活环境,需要更高的看护级别。虽然近年来在手术治疗和康复等方面取得了很大进步,但在很多方面仍有争议,很多问题急需改善。股骨转子间骨折约占老年髋部骨折的50%,其发生率与老年髋部骨折的增长情况一致。我国是世界上老年人口数量最多的国家,目前进入高速老龄化时期,最终会转向重度老龄化和高龄化。髋部骨折的发生率一方面与人口结构相关,随着年龄的增加而升高,如75～84岁人群在10年内髋部骨折的发生率高达7%。随着我国老年人口绝对数量的增加,老年髋部骨折的人数必将快速增长。髋部骨折的发生率另一方面与不同年龄阶段人口的标化发生率相关,在唐山地区进行的调查发现,65岁以上人口髋部骨折的发生率在2010年较1994年有显著增长,男性增长85%,女性增长306%。老年人群中发病率的增长,是造成我国老年髋部骨折人数增长的另一个因素。

骨质疏松性股骨颈骨折有哪些特点

还有一种常见的髋部骨折叫股骨颈骨折,股骨颈骨折指自股骨头以下至股骨颈基底部之间的骨折。骨折部位血供特殊,易发生骨折迟缓愈合或骨折不愈合,也易造成股骨头坏死。股骨颈骨折是髋部最常见的损伤,在全身骨折中其发病仅次于桡骨远端骨折。在临床中,根据骨折线位置的不同,多分为:头下型、经颈型和基底型。造成老年人发生骨折有2个基本因素:骨质疏松骨强度下降,加之股骨颈上区滋养血管孔密布,均可使股骨颈生物力学结构削弱,使股骨颈脆弱。另外,因老年人髋周肌群退变,反应迟钝,不能有效地抵消髋部有害应力,加之髋部受到应力较大(体重2～6倍),局部应力复杂多变,因此不需要

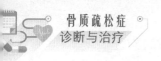

多大的暴力,如平地滑倒、由床上跌下或下肢突然扭转,甚至在无明显外伤的情况下都可以发生骨折。症状:老年人跌倒后诉髋部疼痛,不能站立和走路,应想到股骨颈骨折的可能。体征如下:

(1)畸形:患肢多有轻度屈髋屈膝及外旋畸形。

(2)疼痛:髋部除有自发疼痛外,移动患肢时疼痛更为明显。在患肢足跟部或大粗隆部叩打时,髋部也感疼痛,在腹股沟韧带中点下方常有压痛。

(3)肿胀:股骨颈骨折多系囊内骨折,骨折后出血不多,又有关节外丰厚肌群的包围,因此,外观上局部不易看到肿胀。

(4)功能障碍:移位骨折患者在伤后不能坐起或站立,但也有一些无移位的线状骨折或嵌插骨折病例,在伤后仍能走路或骑自行车。对这些患者要特别注意,不要因遗漏诊断使无移位稳定骨折变成移位的不稳定骨折。在移位骨折,远端受肌群牵引而向上移位,因而患肢变短。

(5)患侧大粗隆升高:主要表现为两方面:①大粗隆在髂—坐骨结节连线之上;②大粗隆与髂前上棘间的水平距离缩短,短于健侧。

人老了都会患骨质疏松吗

有句话讲,只要活得足够长,谁都会得骨质疏松,说得非常有道理。除非活得不够长,没有等到骨头发生疏松,寿命长都会有这样的骨质的改变，谁都避免不了。我们需要不断地去做一些干预，做一些治疗，防止骨折发生以及防止骨折引起后续的严重的并发症。生老病死是人的生理过程，从诞生到成长，经过青春期，经过成年期，经过衰老期，骨量也不是一成不变的。在成年期之前骨量是不断增长的，成年以后，到20～30岁，这时候骨量达到一个平衡的状态，这也是生命质量巅峰的时期，处在一个很长的平台期。等到老年以后，尤其女性绝经以后，骨量就会出现下降。

骨质疏松性椎体压缩骨折的腰背痛有哪些特点

骨质疏松性椎体压缩骨折（OVCF）主要表现为腰背部和腰骶部疼痛。它即使发生于胸腰段或胸段，有些患者也是感觉腰背部和腰骶部的疼痛，所以骨折的部位和疼痛的部位是不相符的，往往容易被人们忽视。

骨质疏松性椎体压缩骨折疼痛的特点：通常仰卧或坐位时疼痛较轻。若仰卧位或坐位时向后伸腰、从凳子上起身时、翻身起床或从坐位改为躺下等这类体位转换时，疼痛有不同程度加重。新发生的骨质疏松性椎体压缩骨折可能表现出严重的腰背部疼痛，相应的椎体部位可能出现明显的压痛和叩击痛。这时医生可能会对患者进行相应检查，触摸骨折的椎体，进行叩击。这时骨折部位可能出现压痛和叩击痛，并且疼痛可能会向两侧季肋部、前胸、腹部和腹股沟放射。如果骨折的情况比较严重，

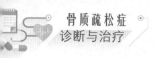

形成了后凸畸形,这时可能压迫脊髓和马尾神经。会出现下肢麻木、疼痛或下肢无力。极少数患者还可能影响膀胱和直肠的功能。如果一次发生多椎体骨折和多次频发椎体骨折,出现腰背痛的同时,可能导致脊柱后凸。这时胸廓压缩,胸腔容积变小,容易形成限制性通气功能障碍。同时因为胸廓压缩,心肺和膈肌的位置也会下移,造成腹腔容积减少,对胃肠和膀胱的功能也会有一定影响,如患者会出现腹痛、腹胀、食欲缺乏、便秘,甚至会出现尿频、尿急等症状。极少数驼背严重的患者,两侧髂前上棘与左右两侧季肋部的"撞击",会引起肝区和脾区不同程度的疼痛。患者往往会以为是肝区和脾区的内脏发生的问题,实际上他是因为脊柱后凸以后,脊柱不稳定,髂前上棘与季肋部的"撞击",造成的疼痛。骨质疏松性椎体压缩骨折没有去医院就诊的患者,死亡率还是比较高的。骨质疏松性椎体压缩骨折发生以后,死亡的相对风险系数能达到 8.64。有过一次椎体骨折患者在骨折后 1 年内再次发生骨折的风险为 20%,随后的 10 年骨折发生风险性超过 85%。

骨质疏松性骨折的疼痛与骨肿瘤的疼痛有何区别

骨质疏松最主要的临床症状是腰背痛,这样的患者除了考虑骨质疏松以外,因为有夜间疼,还需要与骨肿瘤相鉴别,有时候骨肿瘤转移到脊柱了,可以引起疼痛,特别是夜间痛。骨肿瘤的疼痛发作的时候,因为是恶性的疼痛,所以有越来越重、持续性、夜间重的特点。而骨质疏松性骨折的疼痛因为和外伤有关系,所以是从某一外伤的时间开始疼,这是 2 种疾病的区别。并且骨质疏松性骨折的疼痛主要和活动有关系,患者有活动等功能障碍,一翻身就疼。除此之外,如果压迫神经了,还会引起一系列神经性症状。

骨质疏松性椎体压缩骨折的 X 线片表现有哪些

X 线片作为一种传统的检查方法,可用于评估有症状的骨质疏松症患者,骨折患者可表现为椎体变扁、楔形变或椎弓根受损。但在骨密度测量方面不准确。在诊断骨质疏松性椎体压缩骨折时,虽有一定局限性,但也有其独特的优越性。通过 X 线片可以初步判断骨折的新旧:清晰的皮质断裂和骨折线是新鲜骨折的征象,椎体楔形改变、终板硬化、骨质增生则提示为陈旧骨折。在同一个椎体陈旧骨折的基础上再次发生新鲜骨折并不罕见,这种情况则很难通过 X 线片来判断骨折的新旧。

骨质疏松性椎体压缩骨折的 CT 表现有哪些

CT 检查的优点有成像清晰,密度分辨率较高,可通过窗宽、

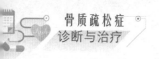

窗位的变换观察椎体内、椎旁软组织及椎管内的影像,发现 X 线片不能发现的骨皮质、骨纹理的中断,弥补了 X 线片的不足,使骨质疏松性椎体骨折的诊断全面而准确。

骨质疏松性椎体压缩骨折的 MRI 表现有哪些

MRI(磁共振成像)可更准确地评估有无椎管压迫及骨折的新鲜程度,也是目前比较主要的检查方式。既往主要以 X 线平片和 CT 作为骨质疏松性压缩骨折诊断的主要手段,虽然其简便易行,敏感性较高,但是特异性较差,尤其是判断骨折新旧程度及与恶性肿瘤所致椎体压缩骨折难以鉴别。椎体内新鲜骨折所致的水肿表现为 T2 像和短 T1 反转恢复(STIR)序列信号增强及 T1 像信号减弱。一定要拍脂肪抑制像,以鉴别是否为新鲜骨折、肿瘤或是椎体内脂肪岛。鉴别骨质疏松性骨折和恶性肿瘤的关键是看有无椎弓根及软组织受累。

还有哪些检查方法可以用于诊断骨质疏松症

1. 双能 X 线吸收法(DXA)检查:DXA 检查是一种测量骨密度的检查方法。骨密度检测对于早期诊断骨质疏松,评估再发骨折风险及指导治疗有重要意义。目前采用 DXA 测量腰椎和髋部的骨密度是诊断骨质疏松症公认的金标准。DXA 的优点是准确(误差率:腰椎为 1%～2%,股骨为 3%～4%)、射线剂量低、检查时间短、影像解析度高、技术操作方法简单。DXA可用于测量基线骨密度及对治疗的反应。脊柱侧凸、椎体压缩骨折、骨赘形成、骨外钙化及血管疾病可导致 DXA 测量值假性升高。

2. 定量 CT(QCT):QCT 生成的椎体横断面影像可同时测定小梁骨的骨密度,骨小梁的层数越高,易感区域内的 QCT 密度信号越强。QCT 的准确性为 90%～95%,但放射剂量高于 DXA。

3. 全身骨骼核素成像:可提示骨折椎体放射性核素浓聚,如患者不能进行 MRI 检查时,可作为替代方法。

4. 超声检查:主要作为筛查手段。

骨质疏松性椎体压缩骨折的临床表现需要和哪些疾病相鉴别

骨质疏松性椎体压缩骨折(OVCF)与其他因素导致的椎体压缩性骨折的鉴别:引起椎体压缩性骨折的常见病因包括骨质疏松症、创伤和肿瘤(包括原发骨肿瘤、浸润癌和转移癌)等,其中骨质疏松症引起的椎体压缩性骨折最为常见。X 线、CT 及MRI 检查均有助于鉴别 OVCF 和其他原因所致椎体骨折。此外,OVCF 还需同时排除继发性因素引起的骨质疏松症(具体可参考《原发性骨质疏松症诊疗指南(2017)》)。原发性骨质疏松

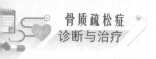

症患者通常血钙、磷和碱性磷酸酶水平在正常范围内,骨折患者骨转换标志物水平可正常或轻度升高。

骨质疏松性椎体压缩骨折的腰背部疼痛需要和哪些疾病相鉴别

腰背部疼痛的鉴别:骨质疏松性椎体压缩骨折患者背部疼痛轻重不一,需与腰肌劳损、椎间盘和小关节退化等病因引起的背部疼痛相鉴别。通常 OVCF 患者腰背部疼痛在活动及体位变化时加重,且常伴有脊柱后凸畸形,压痛点多位于棘突部位。

责任椎体的判定:根据影像学、骨密度(BMD)、实验室检查及患者病史、症状体征,一般可明确 OVCF 诊断。无论是多节段椎体骨折还是单椎体骨折,都应确认引起疼痛的骨折椎体即疼痛责任椎体。明确疼痛的责任椎体有助于指导椎体骨折的处理方案。一般责任椎体节段局部叩压痛明显,MRI 显示相应椎体有水肿信号。对无法行 MRI 检查的患者,可行骨核素显像与增强 CT 结合检查,如显示相应节段椎体放射性核素浓聚及 CT 显示骨折征象,可判定为疼痛责任椎体,即需基于患者临床表现、影像学表现及两者吻合程度判定责任椎体。OVCF 诊断、治疗流程见图 2。

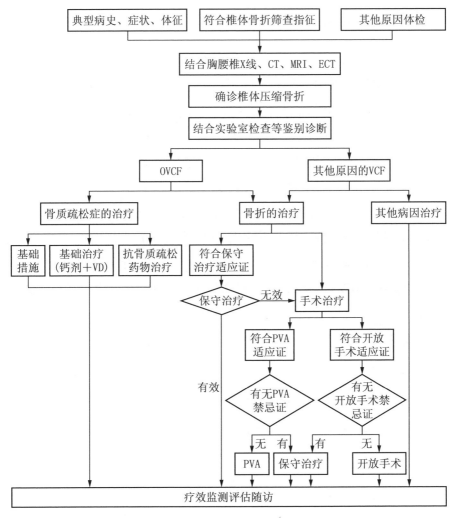

图2　骨质疏松性椎体压缩性骨折诊断、治疗流程

ECT:全身骨扫描;OVCF:骨质疏松性椎体压缩性骨折;VCF:椎体压缩性骨折;VD:维生素 D;PVA:经皮椎体强化术

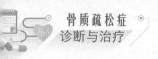

骨质疏松症需要和哪些疾病相鉴别

　　骨质疏松可由多种病因所致。在诊断原发性骨质疏松症之前,一定要重视和排除其他影响骨代谢的疾病,以免发生漏诊或误诊。需详细了解病史,评价可能导致骨质疏松症的各种病因、危险因素及药物,特别强调部分导致继发性骨质疏松症的疾病可能缺少特异的症状和体征,有赖于进一步辅助检查。需要鉴别的病因较多,主要包括:影响骨代谢的内分泌疾病(甲状旁腺疾病、性腺疾病、肾上腺疾病和甲状腺疾病等),类风湿关节炎等免疫性疾病,影响钙、维生素D吸收和代谢的消化系统及肾脏疾病,神经肌肉疾病,多发性骨髓瘤等恶性疾病,多种先天和获得性骨代谢异常疾病,长期服用糖皮质激素或其他影响骨代谢的药物等。

对已诊断或怀疑骨质疏松症的患者
至少应做哪些基本检查

　　1. 基本实验室检查:血常规,尿常规,肝、肾功能,血钙、磷和碱性磷酸酶水平,血清蛋白电泳,尿钙、钠、肌酐和骨转换标志物等。原发性骨质疏松症患者通常血钙、磷和碱性磷酸酶值在正常范围,当有骨折时血碱性磷酸酶水平可有轻度升高。如以上检查发现异常,需要进一步检查,或转至相关专科做进一步鉴别诊断。

2. 骨骼 X 线影像:虽可根据常规 X 线影像骨结构稀疏评估骨质疏松,但 X 线影像显示骨质疏松时其骨质已丢失达 30％以上。胸腰椎侧位 X 线影像可作为骨质疏松性椎体压缩性骨折及其程度判定的首选方法。另外,X 线影像所示的骨质密度受投照条件和阅片者主观等因素的影响,且不易量化评估,故 X 线影像不用于骨质疏松症的早期诊断。但根据临床症状和体征选择性进行相关部位的骨骼 X 线影像检查,可反映骨骼的病理变化,为骨质疏松症的诊断和鉴别诊断提供依据。

为进一步鉴别诊断的需要,可酌情选择性进行以下检查,如血沉、C 反应蛋白、性腺激素、血清催乳素、25-羟维生素 D(25-hydroxy-vitamin D, 25-(OH)D$_3$)、甲状旁腺激素、甲状腺功能、尿游离皮质醇或小剂量地塞米松抑制试验、血气分析、尿本—周蛋白、血尿轻链,甚至放射性核素骨扫描、骨髓穿刺或骨活检等检查。

女性绝经后出现骨质疏松可能导致哪些危害

人体的骨头支持着身体,也能保证我们的正常行走,当绝经后出现骨质疏松可能会导致哪些危害呢？其实骨质疏松最严重的危害就是影响生活质量,最重要的就是骨折,最常见的骨折部位就是椎体,当然椎体骨折了以后,首先是急性或慢性疼痛,疼

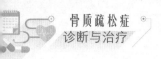
痛是最主要的,慢慢脊柱就弯曲了,驼背,身高越来越矮。总弯曲会影响上楼,影响走路,甚至有些人需要长期卧床,不卧床就很难受,走路都受影响,所以就严重影响生活质量了。

骨质疏松最严重的并发症就是骨折,其实,跌倒是骨折的诱发因素,所以现在大家都非常重视防跌倒,因为对于骨质疏松的患者而言,如果不跌倒的话,发生骨折的机会相对能少一点,但只要跌倒了,骨折基本上可能就在所难免了,所以防跌倒很重要。

骨质疏松性骨折患者长期卧床的并发症有哪些

骨折患者长期卧床的并发症主要有以下几个:

(1)可以导致骨质疏松、肌肉萎缩、全身力量下降,由于长期卧床缺少运动和活动,骨质缺少相应的刺激,钙化受到影响,肌肉也会由于缺少活动而出现相应的萎缩。

(2)可见于压疮,由于长期卧床,在皮肤比较薄的地方,比如臀部后侧、足跟部等,长时间压迫会导致局部皮肤缺血性坏死而出现褥疮,严重的时候会导致骨外露,长久不愈合。

(3)坠积性肺炎,由于长期卧床患者的肺脏缺少足够的扩张,导致痰液淤积、排痰不利,从而出现继发性的感染。

(4)泌尿系感染,由于患者长期卧床排便、排尿,局部的卫生不好处理,时间长了会导致相应的泌尿系感染,从而出现相应的症状。

(5)深静脉血栓的形成,长期卧床很容易出现血栓,血栓脱落后随血液回流入肺中,可以导致肺栓塞,甚至危及生命。

为什么绝经后容易出现骨质疏松

随着年纪增长后,身体中的各种机能都会出现下降的情况。肠胃以及心血管等,都会出现能力不足的情况,还有就是骨骼会出现疏松的情况。特别是绝经后的女性,出现骨质疏松的可能性非常大,需要注意及时的调理。

女性到了四五十岁的时候,都会面临绝经的问题,此时体内的雌激素会出现减少的情况,而雌激素对女性的骨骼影响比较大,它能够抑制骨质的流失,维持骨骼正常的运作,当雌激素减少时,骨骼中的骨质流失得比较快,进而就容易出现骨质疏松的情况。此时的女性就要注意调理身体了,及时地补钙以及雌激素,保证身体正常的运作,减少损害的出现。若是长期的骨质疏松,很容易使得身体出问题,增加骨折的概率,并且还会出现关节疼痛,对日常生活的影响也比较大,因此一定要引起重视。

平时不爱运动,容易得骨质疏松吗

平时不爱运动的人,出现骨质疏松的概率会增大,不要认为只有老年人才会出现骨质疏松,很多的年轻人也会出现。现在大多年轻人都不爱运动,每天不是坐着就是躺着,使得骨骼的活

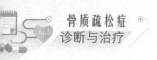

性大大地减少,进而也容易出现问题,所以不少的年轻人,常常会有腰酸背痛的情况出现。

日常要注意,多活动,促进血液的循环,让体内的营养能够及时地供应到身体的每一处,预防以及缓解骨质疏松的情况。预防骨质疏松还要注意自己的饮食,不能经常喝饮料,减少食用高糖以及高盐的食物,减少对骨骼的损害。

要注意及时的补充营养,在 35 岁以后,就要注意补钙,可以多吃点虾皮,虾皮里面的含钙量非常的高,对于人体骨骼也有不错的促进作用,并且它对于中老年人的心血管也是有很好的调节作用,让身体可以更健康的运作。

平时的饮食中多吃一些高钙的食物,如鸡蛋、鱼肉、鸡肉、牛奶等,里面的钙质比较丰富,食用以后,可以补充钙质,并且身体也能更好地吸收。

其实对于骨质疏松,预防是非常重要的一步,因为当骨质疏松发生后,想要再调理,恢复到原来的状态是比较难的,所以在中年时期,就应该积极的预防,不仅仅在于饮食,还要注意自己平时的生活习惯,不要熬夜,早睡早起,戒烟酒,减少对身体的损害,多运动,身体运作也能够更加的顺畅一点。

绝经后,怀疑出现骨质疏松需要做哪些检查

如果生活中有因轻微碰撞或跌倒而发生髋骨骨折,连续 3 个月以上服用泼尼松等激素药品,身高降低,经常过度饮酒,女性

连续 12 个月以上没有月经、在 45 岁之前绝经等情况存在,患骨质疏松的危险性会增加,需要进一步检查。那么,都需要做哪些检查呢?

首先,最常用且为骨质疏松诊断金标准的检查是双能 X 线吸收法(DXA)检查。DXA 检查报告的解读其实很简单,就是根据 T 值结果来进行诊断,骨质疏松的诊断标准如下:T≥−1.0 为骨量正常;−2.5<T<−1.0 为骨量低下;T≤−2.5 为骨质疏松。达到骨质疏松诊断标准同时伴有一处或多处骨折时为"严重骨质疏松"。骨密度的检测对于骨质量是一个重要的标志,能够反映骨质疏松的程度,是预测将来发生骨折风险的重要诊断依据!

普通的病变部位 X 线片可以发现骨折以及其他病变,如骨关节炎、椎间盘疾病以及脊椎前移。骨质减少(低骨密度)摄片时可见骨透亮度增加,骨小梁减少及其间隙增宽,横行骨小梁消失,骨结构模糊,但通常需在骨量下降 30% 以上才能观察到,且 X 线影像不易量化评估,故不用于骨质疏松症的早期诊断。若有椎体双凹变形,椎体前缘塌陷呈楔形变,亦称压缩性骨折,常见于第 11、12 胸椎和第 1、2 腰椎,此时可以直接诊断为骨质疏松。

当然,并不是只做影像学检查就可以了,对于诊断或怀疑骨质疏松症的患者至少要做以下基本检查:血常规,尿常规,肝、肾功能,血钙、磷和碱性磷酸酶水平,尿电解质和骨转换标志物等。原发性骨质疏松症患者通常血钙、磷和碱性磷酸酶值在正常范围,当有骨折时血碱性磷酸酶水平可有轻度升高。

当达到骨质疏松标准时,还需要做相关检查来排除继发性

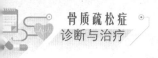

骨质疏松症。继发性骨质疏松症是指由其他疾病或药物等因素引发,比如影响骨代谢的内分泌疾病(甲状旁腺疾病、性腺疾病、肾上腺疾病和甲状腺疾病)、类风湿关节炎等免疫性疾病、影响钙和维生素 D 吸收和代谢的消化系统和肾脏疾病、神经肌肉疾病、多发性骨髓瘤等恶性疾病、多种先天和获得性骨代谢异常疾病、长期服用糖皮质激素或其他影响骨代谢药物等。此时可酌情选择性进行以下检查,如血沉、C 反应蛋白、性腺激素、血清催乳素、25-羟维生素 D、甲状旁腺激素、甲状腺功能、皮质醇、尿本周蛋白,甚至放射性核素骨扫描、骨髓穿刺等检查。

所以,当您第一次诊断骨质疏松时,应该到医院进行一个全面的检查,排除继发性骨质疏松,明确骨质疏松的类型及程度。对于诊断骨质疏松症的患者需要进行抗骨质疏松药物治疗、跌倒预防,并定期随诊及复查相关指标。

骨髓瘤和骨质疏松有什么区别

有症状的骨髓瘤,需要与许多疾病鉴别,首先就是骨质疏松。老年性骨质疏松不容易误诊,但是骨髓瘤容易被误诊为骨质疏松而误治,所以有几个注意事项:

1. 如果患者合并不明原因的贫血,或者不明原因的肾功能衰竭,或者是它的血沉很快,需要怀疑。

2. 疼痛特点不一样。单纯的骨质疏松疼痛相对要轻,经过休息、卧床以后慢慢好转;而骨髓瘤有点不同,它在早期的时候,卧床也有好转,但是随着时间的延长,它的疼痛越来越重,卧床也解决不了问题,此外,骨髓瘤的疼痛程度是逐渐加重的,有时候患者会有骨头被侵蚀的感觉。

3. 经过抗骨质疏松治疗效果不好的,如果是原发性骨质疏松,经过治疗以后往往有一些效果;如果是骨髓瘤患者进行抗骨质疏松治疗,理论上是有疗效的,不过实际上效果微乎其微。比如有的患者因骨质疏松骨折了,打了骨水泥成型,然后做锥体成型,如果是单纯的骨质疏松,做完这些治疗以后恢复效果会比较好,但如果是骨髓瘤患者做骨水泥成型,可能在很短的时间内,病情得到缓解,但很快疼痛就再次加剧。所以如果患者反复骨折、反复做骨水泥成型,效果都不好,就要提高警惕。这里也提醒骨科医生要特别注意,骨质疏松在诊断的时候,要注意和骨髓瘤相鉴别。

（洪洋、王军、茆玮、徐可）

诊断篇

骨密度是骨头的硬度吗

  骨骼矿物质密度（Bone mineral density，BMD）检查，也就是我们通常所说的骨密度检查，是判断骨质量的一个重要指标。骨密度检测是现代医学的一项先进技术，是骨折最好的预测指标。它通过扫描的方式，对受检者骨矿物含量进行测定，提供有价值的可比性数据，对判断和研究骨骼生理、病理和人的衰老程

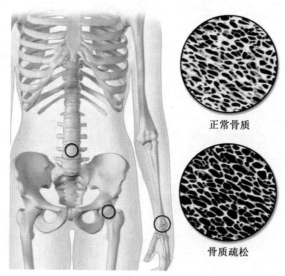

正常骨质

骨质疏松

图3　正常骨质与骨质疏松

度,以及诊断全身各种疾病对骨代谢的影响均有重要的作用。测量多部位的骨密度,可以用来评估总体的骨折发生危险度;测量某些特定部位的骨密度可以预测局部骨折发生的危险性。

骨密度值是不是越高越好呢

骨密度值低了那就是缺钙或者骨质疏松,那是不是就说明骨密度值越高越好呢? 绝对不是,骨密度值并不是越高越好。骨密度值过高说明骨头中的钙质过多,骨质过硬。骨质过硬同样也会导致骨的脆性过大,骨折的概率会增加。这就需要患者控制钙的摄入,并且定期检查骨密度。

骨密度值能够说明什么

骨密度值也就是体检报告中的 T 值,是判断骨密度值是否正常、诊断骨质疏松、指导合理补钙或药物疗效评价、评估骨头坚硬程度和预测骨折危险系数的一个重要指标。

一般正常人的骨密度值为＋1～－1。如果骨密度值为－1～－2.5,说明骨密度值处于一个较低的水平(并不是骨质疏松症),需要患者调整饮食,注意钙质的补充以及调整好生活习惯,如果再发展下去就是骨质疏松症。

如果骨密度值低于－2.5,那就说明是骨质疏松症,这是十分

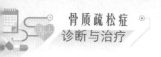

危险的,需要患者格外小心,防止骨折。同时,还需要患者通过
服用适量的药物来补充钙质。

骨质疏松症代表骨头变"松"了吗

骨质疏松症不只是代表骨头变松了,是由于多种原因导致
的骨密度和骨质量下降,骨微结构破坏,造成骨脆性增加,从而
容易发生骨折的全身性骨病。

骨质疏松症按病因分为原发性和继发性两大类。原发性骨
质疏松症包括绝经后骨质疏松症(Ⅰ型)、老年骨质疏松症(Ⅱ
型)和特发性骨质疏松症(包括青少年型)。

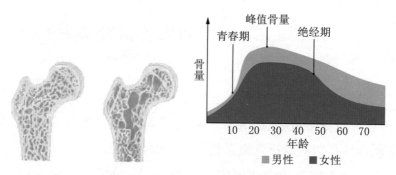

图4 生命各阶段中的骨量变化

原发性骨质疏松症:一种生理性退行性病变,多见于中老年
人,又称作老年性骨质疏松症。发生的原因包括以下几方面:

1. 中老年人性激素分泌减少,特别是女性绝经后雌激素水

平下降明显,致使骨量减少;

2. 年龄的增长,人体内调节钙代谢的激素分泌失调致使骨代谢紊乱,骨量减少;

3. 老年人由于多种原因可致消化功能下降,常存在营养吸收障碍,致使蛋白质、钙、磷等骨营养成分摄入不足,影响骨代谢;

4. 随着年龄的增长,户外运动减少、阳光接触减少,导致维生素 D 不足,骨骼的钙磷沉淀减少,骨量大量流失。

继发性骨质疏松症:由其他疾病或药物等一些因素所诱发,如废用性骨质疏松症就属继发性骨质疏松,与缺乏运动有密切的相关性,临床上较为常见。当出现瘫痪卧床、肢体固定而活动功能受限时及失重状态下(如宇航员),最容易出现废用性骨质疏松;老年人长期使用糖皮质激素、抗癫痫药、抗凝药强效利尿剂等易引起药源性骨质疏松症。

特发性骨质疏松症:是一种原因不明的骨质疏松,多见于8~14 岁的青少年或成人,多半有遗传家庭史,女性多于男性;妇女妊娠及哺乳期所发生的骨质疏松也可列入特发性骨质疏松。

骨密度筛查项目有哪些

1. 双能 X 线吸收测定法(DXA)检测骨密度

检测目的:可用于骨质疏松症的诊断、骨折风险性预测和药

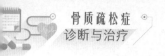

物疗效评估,DXA 骨密度测量是目前公认的骨质疏松症诊断标准。新型 DXA 测量仪所采集的胸腰椎体侧位影像,可用于椎体形态评估及其骨折判定(VFA)。

检测部位:其主要测量部位是中轴骨,包括腰椎和股骨近端,当腰椎和股骨近端测量受限时,可选择非优势侧桡骨远端 1/3 作为测量部位。

注意事项:DXA 正位腰椎测量对椎体及后方的附件结构敏感,但其结果可能受腰椎退行性改变(包括椎体和椎小关节的骨质增生硬化等)和腹主动脉钙化影响。DXA 股骨近端测量适用于测量股骨颈、大粗隆、全髋的骨密度,可通过股骨颈和全髋的测量进行骨质疏松诊断。另外,不同 DXA 机器的测量结果未进行横向质控时,不可进行相互比较。

2. 定量 CT(QCT)

检测目的:QCT 可分别测量松质骨和皮质骨的体积密度,较早地反映骨质疏松早期松质骨的丢失状况,可用于骨质疏松药物疗效观察。QCT 腰椎测量结果可对绝经后妇女椎体骨折风险进行预测。

检测部位:QCT 通常测量的是腰椎和(或)股骨近端的松质骨骨密度。

注意事项:对于高风险的骨密度测量,尤其是已经诊断为"骨质疏松"的患者,临床上需要应用抗骨质疏松药物干预,此时更加精确的骨密度检测是非常必要的。

3. 外周骨定量 CT

检测目的:测量结果主要反映的是皮质骨骨密度,可用于评估绝经后髋部骨折的风险。但因目前无诊断标准,尚不能用于骨质疏松的诊断及临床药物疗效判断。另外,高分辨外周骨定量 CT(peripheral QCT, pQCT)除测量骨密度外,还可显示骨微结构及计算骨力学性能参数。

检测部位:pQCT 测量部位多为桡骨远端和胫骨。

注意事项:外周骨骼周围软组织相对较少,因此测量结果的准确性和重复性较好。同时,外周骨密度测量设备的 X 线剂量较小,对患者和设备操作人员都有较好的防护。

4. 定量超声(QUS)

检测部位:定量超声测量对软组织、骨组织、骨髓组织等结构敏感,通常测量部位为跟骨。

检测目的:目前主要用于骨质疏松风险人群的筛查和骨质疏松性骨折的风险评估,但尚不能用于骨质疏松症的诊断和药物疗效判断。优势 QUS 测量结果不仅与骨密度有不同程度的相关性,还可提供有关骨应力、结构等方面的信息。

注意事项:超声测量无辐射,其参数虽与骨密度有相关性,但并不是骨密度。目前,超声骨密度测量不建议用于骨质疏松症的诊断和药物疗效判断,仅可用于骨质疏松风险人群的筛查和骨质疏松性骨折的风险评估。此类超声骨密度测量设备具有仪器小、设备便携易于搬运、设备费用低、辐射剂量低、扫描程序简单等优势,适用于中小医院或社区医院人群的骨质疏松症筛查。

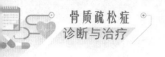

怎么看骨密度检查报告

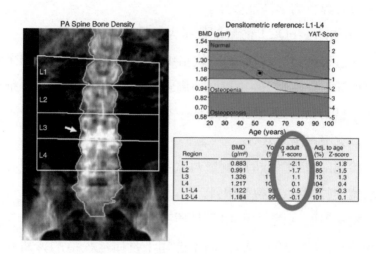

图5 骨密度检查(T值)

T值:简单来讲,代表的是"你的骨密度与30岁健康人相比的差距"。我们的骨密度大约在30岁时候达到峰值,之后基本维持在这个数值。当骨密度从峰值开始下降,骨折风险就会随之上升。T值采用标准差(SD, standard deciations)作为单位,相对于30岁健康人的平均值,(+)代表骨密度更高,(-)代表骨密度更低。在结果报告中,T值是评估骨密度最重要的一项参考值。>-1,骨密度正常;-2.5~-1,骨量下降(存在骨质疏松风险);<-2.5,骨质疏松。

Z值:Z值简单来讲,代表的是"你的骨密度和跟你同体重同年龄的预期值的比较"。Z值同样也是采用标准差(SD, standard de-ciations)作为单位,相对于30岁健康人的平均值,(＋)代表骨密度更高,(－)代表骨密度更低。在年轻的时候做检查,因为计算原理相似,所以T值和Z值结果近似;但是,随年龄逐渐增大,平均骨密度逐渐下降,Z值所反映的同龄人相对值就很难显示出足够的差异,从而影响诊断的准确性。

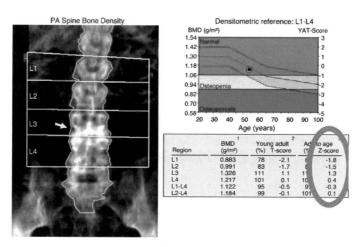

图6　骨密度检查(Z值)

影响骨密度检查结果的因素有哪些

　　骨骼构架明显变形:患有腰椎间盘突出、驼背、脊髓关节炎、脊椎前移等疾病的患者在进行检查时,由于骨骼变形,就会导致X光对骨骼的扫描不均匀,从而影响最终的检查结果。
　　一些检查所用到的放射性造影材料和药剂:如果在骨密度

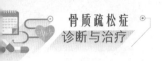

检测前做过需要借助放射性造影材料或者药剂进行的检查(比如:钡灌肠、PET-CT 等),最好等 1～2 天,待人体把这些放射性物质完全排放后再去进行骨密度检测,否则可能会导致检查结果出现误差。

衣物:在进行骨密度检测时,最好取下具有削弱 X 射线元素的衣物,比如:带有金属的装饰物,金属拉链、锁扣的衣物。一旦 X 射线减弱,那最终的检测值自然就不会准确。

骨密度检查前需要做哪些准备

1. 在检查前的 24 h 内不能服用钙片。

2. 检查时候穿宽松舒适的衣服(尽量不要有金属拉链、皮带或纽扣),检查前取出钥匙、钱包等金属物件。

3. 如果近期做过钡剂或造影剂加强的检查,那需要两周后再进行 DXA 检查。

4. 怀孕妇女不建议进行 DXA 检查。

如何判断自己是否发生了骨质疏松

通过与健康成年的骨密度(BMD)值比较,WHO 建议根据 BMD 值对骨质疏松症进行分级,规定正常健康成年人的 BMD 值加减 1 个标准差(SD)为正常值,较正常值降低 1～2.5SD 为骨质减少;降低 2.5SD 以上为骨质疏松症;降低 2.5SD 以上并伴有脆性骨折为严重的骨质疏松症。

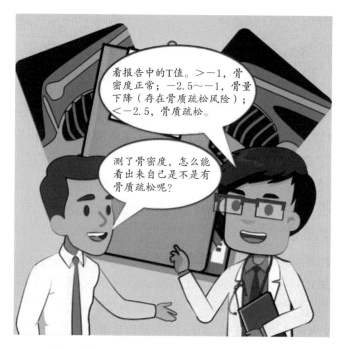

表 1　基于骨密度值的骨质疏松症诊断标准

诊　断	T　值
正　常	T 值≥−1.0 SD
骨量减少	−2.5 SD<T 值<−1.0 SD
骨质疏松	T 值≤−2.5 SD
严重骨质疏松	T 值≤−2.5 SD,伴发脆性骨折

上表是对于绝经后女性、50 岁及以上男性,WHO 推荐的诊断标准。如髋部或椎体发生脆性骨折,不依赖于骨密度测定,临床上即可诊断骨质疏松症。而在肱骨近端、骨盆或前臂远端发

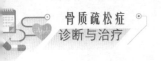
生的脆性骨折,即使骨密度测定显示低骨量($-2.5<$ T 值 $<$ -1.0),也可诊断骨质疏松症。

两侧手臂或两侧跟骨检测结果会有差异

外周骨密度测量方法均为采用 X 线进行的骨密度测量,包括高分辨外周骨定量 CT(pQCT)、外周双能 X 线吸收法(pDXA)、单能骨密度测量、放射吸收法等。测量部位主要包括前臂、跟骨、指骨和胫骨远端等。最常用的测量部位为桡骨远端 1/3 处,此处密质骨占 95%,松质骨占 5%,骨质结构均匀,是测量骨矿物质含量的理想位置。

不同部位的骨头因为粗细的不同和负重的不同,造成了骨小梁结果的不同。进而造成两侧骨的骨密度监测结果有所出入。腰椎、下肢负重骨(股骨、胫骨、跟骨等)因为需要的应力较大,一般测量的骨密度值高于上肢非负重骨(肱骨、尺桡骨);而人的左右手,也常常因为使用习惯的不同,造成上肢骨的应力不同,从而造成骨密度的差异。例如,右利手的人右侧肢体因为使用频率和力道较左侧高,造成右肢肌力和骨密度较左侧高。如果测量双侧的骨密度进行对比往往会发现此差异。

哪些人需要检测骨密度

根据美国国家骨质疏松症基金会（National Osteoporosis

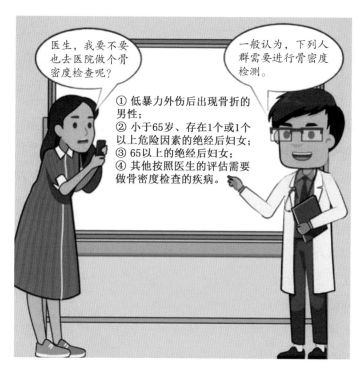

Foundation)制定的治疗指南规定,下列人群需进行骨密度的检测:

(1) 低暴力外伤后出现骨折的男性。

(2) 小于 65 岁、存在 1 个或 1 个以上危险因素的绝经后妇女。

(3) 65 岁以上的绝经后妇女。

(4) 伴有脆性骨折的绝经后妇女。

(5) 需根据 BMD 测定值来决定治疗的妇女。

(6) 有长期激素代替疗法史的妇女。

(7) 影像学检查示骨质减少的人群。

(8) 存在可导致骨质疏松症的其他疾病的患者。

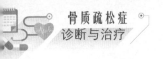
为什么要做骨密度检测

　　骨密度检测对于各种原因所导致的骨质疏松症,灵敏度高,诊断率高,骨密度检测有助于协助检测骨密度变化。尤其对于老年患者或者女性绝经患者,骨密度检测可以及时发现预防骨质疏松症,早期干预,早期治疗。

　　连续检测骨密度已经成为临床实践中监测疗效的重要手段。BMD 值有意义的变化至少半年以上才能由 DXA 检测出来。使用抗骨吸收药物治疗时,骨密度的变化并非预测骨折风险下降的敏感指标。

　　骨密度变化对解释骨折风险的下降在不同的药物是不同的,这也表明骨密度以外的其他因素对骨折风险下降可能更重要。早期监测骨密度的变化对预测抗骨吸收药物治疗反应的价值有限。

　　促骨形成药物治疗时,骨密度增加对解释临床骨折风险的下降占有更大比重,因此,骨密度监测对促骨形成药物治疗疗效评估比抗骨吸收治疗有更大价值。

(王明海、王军、杨泽政)

治疗篇

治疗骨质疏松,是不是补钙就可以了

被诊断为骨质疏松症的患者经常会发出这样的疑问:"医生,我是不是该补钙了?"就像大家所熟知的那样,钙是人体重要的矿物质,其中99%存在于骨骼和牙齿内,其余的1%分布在其他各种软组织中。在骨组织中,钙离子和磷构成羟磷石灰结晶沉着于胶原组成的基质上,维持着骨的坚固性。当机体缺钙时,一方面因缺少构成骨的原材料而导致骨代谢向骨溶解方向加强;另一方面,血钙下降到一定程度将导致甲状旁腺分泌亢进(甲状旁腺素可升高血钙),增加骨吸收,使钙由骨组织中游离下来进入血液。两方面因素均可导致单位体积的骨量减少,造成骨质疏松。因此,无论是原发性骨质疏松症(包括绝经后、老年性和特发性),还是继发于各种其他疾病或药物的骨质疏松症,钙剂的补充能减少骨丢失。

既然补钙可以治疗骨质疏松,那还需要吃药吗

中华医学会骨质疏松和骨矿盐疾病分会在 2017 年发布的

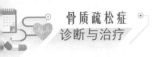

《原发性骨质疏松症诊疗指南》中指出,摄入充足的钙剂可以帮助患者获得较为理想的骨峰值、减缓骨丢失、改善骨矿化,从而维护骨骼健康。但是,单纯的补充钙剂并不能替代其他的抗骨质疏松治疗。在骨质疏松的治疗过程中,钙剂的补充通常作为抗骨质疏松综合治疗的基本辅助治疗,通常需要与其他抗骨质疏松药物相搭配,才可能获得较为满意的疗效。

补钙一定要吃钙片吗,喝牛奶、骨头汤行不行

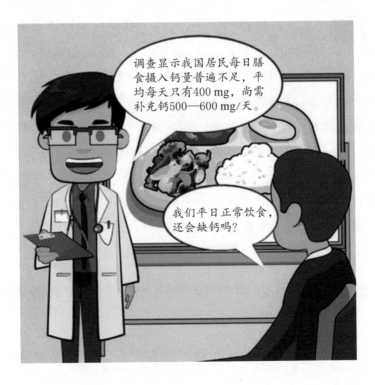

根据 2013 年版《中国居民膳食营养素参考摄入量》的建议,成人推荐每日元素钙的摄入量为 800 mg,50 岁及以上人群由于钙的流失增多,推荐每日元素钙摄入量增加为 1 000～1 200 mg。我们应尽可能通过日常饮食摄入充足的钙,当饮食中钙摄入不足时,可给予钙剂补充。营养调查显示,我国居民每日膳食约摄入元素钙普遍不足,平均每日只有 400 mg,因此尚需每日补充元素钙 500～600 mg。牛奶与其他食物相比钙元素含量较多,但仍无法满足骨质疏松症患者的补钙需求。而通常人们认为可以补钙的骨头汤实则钙含量很低,而且不易被吸收,且骨头汤中含有大量的嘌呤及脂肪,过多的摄入反而不利于健康,因此骨质疏松症患者通常需要口服钙剂进行补钙。

药房里种类繁多的口服钙剂有何区别

钙剂的定义是以钙元素为基础、以钙盐为主要成分的制剂。目前,市售的钙剂品种繁多,按其成分大致可分为无机钙和有机酸钙。无机钙主要有氧化钙、碳酸钙、磷酸氢钙、氯化钙、氢氧化钙等。无机钙的特点是钙元素的含量较高,但大都溶解度低,对胃肠道刺激极大;有机酸钙主要有葡萄糖酸钙、乳酸钙、柠檬酸钙、枸橼酸钙等。有机酸钙一般体溶性较好,但是钙元素的含量偏低。

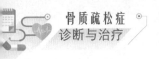

如何选择口服钙剂进行补钙

不同的钙剂的性质及特点大不相同,因此在选择钙剂时,应结合患者的特点及其所合并的疾病。

1. 缺乏胃酸者基本不吸收无机钙,老年人常胃酸分泌减少,因此建议大于 65 岁、胃酸缺乏者服用有机酸钙,如枸橼酸钙。普通人群的补钙当选含钙量高的无机钙如碳酸钙。而骨质疏松症患者通常年龄较高,因此更加推荐补充摄入无机钙剂。

2. 甲状旁腺功能减退和慢性肾功能衰竭患者,常合并高磷血症,不能选用含磷的钙剂(磷酸氢钙),宜选用碳酸钙、枸橼酸钙、醋酸钙,既可补钙,也可作高磷血症的磷结合剂,以降低血磷浓度。

3. 檬酸钙增加肠道铝吸收,服铝剂者禁用。

4. 葡萄糖酸钙不适用糖尿病患者。

5. 醋酸钙易致血压升高,不适用于高血压患者和心功能不全者。

此外,长期服用一般钙剂,会导致血钙和尿钙浓度升高,增加尿路草酸钙结晶、结石形成的风险,有泌尿系统结石病史的患者不宜使用。而枸橼酸钙对钙离子有较强的络合作用,在增加枸橼酸浓度时,可结合置换草酸钙、游离钙离子和磷酸钙盐等,从而形成易溶于水的络合物,抑制草酸钙超饱和状态析出结晶而形成结石,因此骨质疏松症合并有泌尿系统结石患者的补钙,建议选用枸橼酸钙。

综上所述,骨质疏松症患者在补钙时,钙剂的选择往往需要综合考虑患者的年龄、既往的病史等多种因素,所涉及的问题专业性较强,患者及家属通常不具备判断能力,需要至医院就诊,请专科医生协助选择。

骨质疏松症患者补充钙剂要补多久

钙剂是骨骼健康的基本补充剂。作为骨质疏松症患者的基础治疗手段,钙剂的补充可长期进行,但是需要检测血钙及尿钙的浓度,预防不良事件的发生。我们建议长期服用钙剂的骨质疏松症患者每3个月至医院检测1次血钙和尿钙浓度,如发生高钙血症应暂停补钙,若单纯出现尿钙增加不需要停药,但需要减少钙剂剂量。

为什么在补充钙剂的同时,
医生还让骨质疏松症患者补充维生素 D

维生素 D 是钙剂的黄金搭档。如果说钙元素是骨形成的"原材料",那么维生素 D 就是这个原材料的"搬运工",它的存在可增加人体肠道对钙的吸收。研究表明充足的维生素 D 可以促进骨骼矿化、保持肌力、改善平衡能力和降低跌倒风险。

维生素 D 不足可导致继发性甲状旁腺功能亢进,增加骨吸

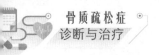

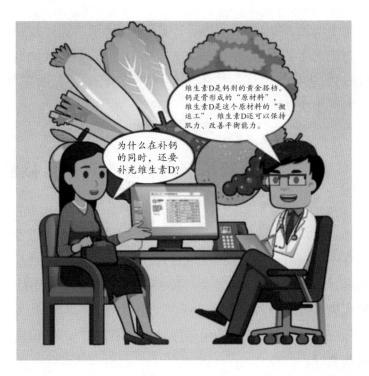

收,从而引起或加重骨质疏松症。维生素 D 不足还会影响除钙剂以外其他抗骨质疏松药物的疗效。研究表明,同时补充钙剂和维生素 D 可降低骨质疏松性骨折风险,因此同补充钙剂一样,补充维生素 D 也是治疗骨质疏松症的基础措施之一。

调查显示,我国居民维生素 D 不足状况普遍存在,55 岁以上女性血清中 25-OHD(25-羟维生素 D,反映人体维生素 D 的水平,正常值应在 30 μg/L 以上)平均浓度为 18 μg/L,61%绝经后女性存在维生素 D 缺乏。2013 版《中国居民膳食营养素参考摄入量》建议,我国成人推荐维生素 D 每日摄入量为 400 IU(10 μg);65 岁及以上老年人因缺乏日照以及摄入和吸收障碍常有维生素

D 缺乏,推荐摄入量为每日 600 IU(15 μg);可耐受最高摄入量为每日 2000 IU(50 μg);维生素 D 用于骨质疏松症防治时,摄入剂量可为每天日 800~1 200 IU。因此,骨质疏松症患者补钙的同时需要搭配补充维生素 D。

骨质疏松症患者需要多晒太阳,这种说法科学吗

人体中的维生素 D 主要来源于膳食中摄入的维生素 D 以及人体皮肤合成的维生素 D,而阳光中的紫外线照射可以促进自身维生素 D 的合成,因此增加日照对补充维生素 D 同样有益。

维生素 D 与活性维生素 D 有哪些区别

普通维生素 D 被摄入体内后,需要在肝脏和肾脏中进行代谢,才能转化为具有功能的活性维生素 D,进而发挥生理作用。所以除了补充普通的维生素 D 外,直接补充活性维生素 D 同样有效。

目前国内上市用于治疗骨质疏松症的活性维生素 D 及其类似物有 1α-羟维生素 D₃(α-骨化醇)和 1, 25-双羟维生素 D₃(骨化三醇)2 种。活性维生素 D 及其类似物更适用于老年人、肾功能减退以及 1α-羟化酶缺乏或减少的患者,它们同样具有提高骨密度,减少跌倒,降低骨折风险的作用。治疗骨质疏松症时,可长期使用维生素 D、活性维生素 D 及其类似物,但该类药物不宜同

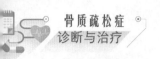

大剂量的钙剂联合使用。且不论是维生素 D 还是活性维生素 D 及其类似物,长期服用均需要定期监测患者的血钙和尿钙水平,同时建议监测血清 25-(OH)D 水平,并维持血清 25-(OH)D 在 30 μg/L 以上,以降低跌倒和骨折的风险。

除了补充钙和维生素 D 外,还有哪些药物可以治疗骨质疏松症

大家较为熟悉的钙剂及维生素 D,是最为基本的骨健康补充

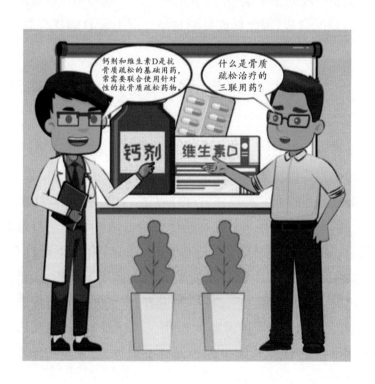

剂,医生通常只是把补充钙剂和维生素 D 作为抗骨质疏松的基础治疗措施。它们往往需要与其他抗骨质疏松药物搭配使用,才能获得满意的疗效。

目前我国已批准上市的抗骨质疏松药物种类繁多,按照药物的不同机制,大致可以分为如下几类:①双膦酸盐类;②降钙素类;③绝经激素治疗类;④选择性雌激素受体调节剂;⑤甲状旁腺素类似物;⑥锶盐;⑦维生素 K 类;⑧RANKL 抑制剂。上述药物特点各异,适用范围也不尽相同,骨质疏松症患者需要在医生的指导下选择用药,在获得较好的治疗效果的同时,尽量减少药物的不良反应及相关并发症。

哪些人应当使用抗骨质疏松药物进行治疗

有效的抗骨质疏松症药物可以增加患者的骨密度,改善骨质量,显著降低骨折的发生风险。中华医学会骨质疏松和骨矿盐疾病分会在 2017 年发布的《原发性骨质疏松症诊疗指南》中推荐抗骨质疏松药物治疗的适应证为:经骨密度检查确诊为骨质疏松症的患者;已经发生过椎体和髋部等部位脆性骨折者;骨量减少但具有高骨折风险的患者。需要强调的是,是否需要使用抗骨质疏松药物进行治疗还是应当由专科医生帮助判断。

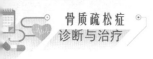
什么是双膦酸盐类药物，
其治疗骨质疏松的机制是什么

　　双膦酸盐类药物是目前临床上应用最为广泛的抗骨质疏松症药物。由于双膦酸盐与骨骼中的羟磷灰石有很高的亲和力，因此进入人体后可以特异性的结合到骨重建活跃的骨表面，抑制破骨细胞功能，从而抑制骨吸收。研究表明，使用双膦酸盐类药物可以增加骨质疏松症患者腰椎和髋部骨密度、降低椎体以及非椎体骨折的风险。

常见的双膦酸盐类药物有哪些

　　目前临床上用于骨质疏松症治疗的双膦酸盐类药物主要包括阿仑膦酸钠、唑来膦酸、利塞膦酸钠、伊班膦酸钠、依替膦酸二钠和氯膦酸二钠等。

　　虽然该类药物作用机制基本相同，但是不同种类的双膦酸盐抑制骨吸收的效力差别很大，因此临床上不同双膦酸盐药物使用剂量及用法也有所差异，具体用药方法应听从专科医生的建议。

双膦酸盐类药物种类如此繁多，那么我们到底该如何选择

　　不同的双膦酸盐类药物根据其各自特性的不同，拥有不同的适用范围。在我国，阿伦磷酸主要被批准用于治疗绝经后骨质疏松症和男性骨质疏松症（有些国家还批准用于治疗糖皮质激素诱发的骨质疏松症）；唑来膦酸主要被批准用于治疗绝经后骨质疏松症（有些国家还批准用于治疗男性骨质疏松症和糖皮质激素诱发的骨质疏松症）；利塞膦酸钠主要被批准用于治疗绝经后骨质疏松症和糖皮质激素诱发的骨质疏松症（有些国家还批准用于治疗男性骨质疏松症）；伊班膦酸钠主要被批准用于治疗绝经后骨质疏松症；依替膦酸二钠主要被批准用于治疗绝经后骨质疏松症和增龄性骨质疏松症；而氯膦酸二钠则被批准用于治疗各种类型的骨质疏松症。我们可以看出各类双膦酸盐类药物的适应证大多相互重叠，但又不完全相同。一般骨质疏松症患者及其家属很难自行判断，因此我们推荐在药物的选择上需要寻求医生的帮助，遵循医嘱用药。

双膦酸盐类药物常见的不良反应有哪些

　　大量研究表明，双膦酸盐类的药物总体安全性较好，但是仍

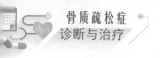

然存在一些不应被忽视的不良反应。

《原发性骨质疏松症诊疗指南》中将双膦酸盐类药物的不良反应做了简单的总结,目前发现主要包含胃肠道不良反应、一过性"流感样"症状、肾脏毒性、下颌骨坏死、非典型股骨骨折。

如何预防双膦酸盐类药物胃肠道不良反应

胃肠道的轻度不适是口服双膦酸盐后最为常见的不良反应,表现为在服用药物后,少数患者会出现上腹部的疼痛、反酸等不适。因此,骨质疏松症伴有活动性胃及十二指肠溃疡、反流性食管炎者、功能性食管活动障碍者不推荐使用该类药物。且需要注意的是,所有患者在服用双膦酸盐类药物后若存在胃肠道的不良反应,均提示双膦酸盐的吸收不良。

因此,对于口服的片剂型双膦酸盐类药物,我们推荐患者空腹服药,服用时用大量白水送服(200~300 mL),在服药后 30 分钟内应保持直立体位(站立或坐立均可),避免平卧。同时在服药后的 30 min 内,还要避免进食包括牛奶、果汁等在内的任何食品和药品,以减少该类不良反应的发生。

如何应对双膦酸盐类药物一过性"流感样"症状

一过性"流感样"症状主要表现为一过性发热、骨痛和肌痛等类似流感样的症状,通常出现在首次口服或静脉输注含氮双膦酸盐药物后,且大多数患者在用药3天内明显缓解。症状明显者可用非甾体抗炎药或其他解热镇痛药对症治疗,仍不能缓解者需要及时到医院就诊。

如何减轻双膦酸盐类药物的肾脏毒性

研究显示,双膦酸盐类药物在进入血液之后,约60%以原形从肾脏排泄。因而对于骨质疏松症合并有肾功能异常的患者,应慎用此类药物,或根据医生医嘱酌情减少药物剂量。特别是需要静脉输注的双膦酸盐类药物,在每次用药前均应检测患者的肾功能,若患者的肌酐清除率<35 mL/min,则禁止使用该类药物。

对于肾功能正常的骨质疏松症患者,在静脉使用双膦酸盐类药物之前,也需要使患者水化(即大量输液,增加患者的肾脏灌注,利于药物从肾脏排出)。且在静脉输注此类药物时,应该严格控制药物的输注速度,推荐唑来膦酸输注时间应不少于15 min,伊班膦酸钠静脉输注时间不少于2 h。

如何预防双膦酸盐类药物造成的下颌骨坏死

事实上双膦酸盐相关的下颌骨坏死十分罕见。这类不良反

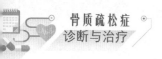

应多发生于骨质疏松症患者合并恶性肿瘤应用大剂量注射双膦酸盐以后；以及骨质疏松症合并严重口腔疾病的患者，如严重牙周病或多次牙科手术等。对患有严重口腔疾病或需要接受牙科手术的骨质疏松症患者，在治疗口腔疾病期间不建议使用该类药物。且我们建议患者在开始使用双膦酸盐类药物治疗前完成必要的口腔手术，在口腔手术前后使用抗生素，并使用抗菌漱口液，保证口腔内的手术创面正常闭合，术后保持良好的口腔卫生。

对于骨质疏松症同时伴有糖尿病、牙周病、使用糖皮质激素、免疫缺陷、吸烟等高危因素的同时，又需要行复杂侵入性口腔手术的患者，建议暂停双膦酸盐治疗3～6个月后，再实施口腔手术，术后3个月如无口腔疾病恢复顺利，则可恢复使用双膦酸盐。

如何预防双膦酸盐类药物造成的非典型股骨骨折

非典型股骨骨折指在没有受到较大外力的情况下，使用双膦酸盐类药物的患者出现的股骨骨折。有研究表明该类骨折可能与长时间使用双膦酸盐类药物有关，停用双膦酸盐以后，风险随之下降。因此，对于长期使用双膦酸盐的患者（3年以上），一旦出现大腿或者腹股沟部位疼痛，应立即至医院进行双股骨X线摄片检查，判断是否存在非典型股骨骨折。如若X线检查不能明确，则可行CT、MRI或核素骨扫描进行确诊。一旦发生非典型股骨骨折,则需要即刻停止双膦酸盐类药物的使用。

双膦酸盐类药物的禁忌证有哪些

虽然双膦酸盐类的药物总体来说安全性较好,但是仍然存在禁忌证。

禁忌证主要包括:导致食管排空延迟的食管疾病,例如食管狭窄或食管失弛缓症;各种原因导致不能站立或坐直 30 min 者;用药后发生过敏者;肾功能障碍者(肌酐清除率小于 35 mL/min);孕妇和哺乳期妇女;确诊为骨软化者。

因此,骨质疏松症患者在就医时应向医生详细提供既往病史,以供医生判断使用此类药物的用药安全性。

什么是降钙素类药物,其治疗骨质疏松的作用机制是什么

降钙素是人体内一种钙调节激素,它的主要功能是抑制破骨细胞的生物活性、减少破骨细胞数量,进而抑制骨量丢失,发挥增加骨量的作用。

相较于其他抗骨质疏松的药物,降钙素类药物对于骨质疏松症及脆性骨折所引起的骨痛有较好的缓解作用。研究显示,该类药物可以增加骨质疏松症患者腰椎和髋部骨密度,降低椎

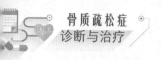

体骨折的风险。

目前我国已上市的应用于临床的降钙素类制剂有 2 种:鳗鱼降钙素类似物和鲑降钙素,并被批准用于治疗各类骨质疏松症和骨质疏松所引起的疼痛等。

降钙素类药物常见的不良反应及
应对措施有哪些

降钙素类药物的总体安全性良好,仅有少数患者在使用后会出现面部潮红、恶心等不良反应,患者若不能耐受,可更换其他类型的抗骨质疏松药物。还有部分患者可能会对此类制剂发生过敏反应,在用药前可按照药品说明书的要求,或请专科医生帮助判断,是否需要做药物过敏试验,以降低过敏反应发生的可能。

有研究发现降钙素类药物可能会增加骨质疏松症患者恶性肿瘤的发病风险。2012 年欧洲药品管理局人用药机构委员会通过一项荟萃分析发现,长期使用(6 个月或更长时间)口服剂型或鼻喷剂型的鲑降钙素与恶性肿瘤风险轻微增加相关,但目前尚无证据表明降钙素类药物与恶性肿瘤之间存在确切关系。此外,有另一项研究发现,鼻喷剂型鲑降钙素具有潜在增加肿瘤风险的可能。

《原发性骨质疏松症诊疗指南》中指出鲑降钙素连续使用时间一般不应超过 3 个月。

降钙素类药物的禁忌证有哪些

降钙素类药物安全性较好,绝对禁忌证相对较少,只有当患者出现对该类药物过敏反应时,才禁止使用该类药物。

什么是绝经激素治疗类药物

绝经后骨质疏松症是老年女性发生骨质疏松的重要原因。在本书之前的章节中我们已经科普过,老年女性在绝经后由于体内雌激素水平降低,削弱了雌激素对破骨细胞的抑制作用,使得破骨细胞的数量增加,最终导致患者的骨吸收增多。骨重建活跃和失衡致使小梁骨变细或断裂,皮质骨孔隙度增加,导致骨强度下降。

绝经激素治疗类药物主要包括雌、孕激素,绝经后女性通过补充雌激素可以有效抑制由雌激素缺乏所导致的骨质疏松,降低骨质疏松性椎体、非椎体及髋部骨折的风险。

该类药物主要适用于围绝经期和绝经后女性,特别是有绝经相关症状(如潮热、出汗等)、泌尿生殖道萎缩症状,以及希望预防绝经后骨质疏松症的妇女。

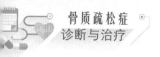

绝经激素治疗类药物常见的不良反应有哪些

随访研究表明,绝经激素治疗类药物总体安全性较好,但是仍有一些药物的不良反应需要大家注意。这里,我们把这类药物的不良反应做了简单总结,主要包括子宫内膜癌、乳腺癌、血栓和体重增加。

如何预防绝经激素治疗类药物所致的子宫内膜癌

对绝经后的女性骨质疏松症患者,研究证实,长期只补充雌激素,可能会增加该类患者罹患子宫内膜癌的风险。自 20 世纪 70 年代以来,众多研究表明绝经后骨质疏松症患者在使用雌激素抗骨质疏松治疗的同时应当适当补充孕激素,可以有效降低单纯补充雌激素所导致的罹患子宫内膜癌的风险。所以,有子宫的绝经后骨质疏松症患者,应用雌激素治疗骨质疏松症时必须联合应用孕激素。

如何预防绝经激素治疗类药物所致的乳腺癌

乳腺癌的发病同样与女性体内的雌激素水平密切相关,因此已经确诊为乳腺癌的绝经后骨质疏松症患者禁止使用绝经激素治疗药物。但也有研究显示,单独使用雌激素超过 7 年并不会增加乳腺癌的患病风险,但雌激素加孕激素联合治疗绝经后骨质疏松症超过 5 年,会提升患者乳腺癌的罹患风险。

《绝经激素治疗的全球共识》指出,激素治疗与乳腺癌的关系主要取决于孕激素及其应用时间长短。在雌、孕激素联合使用治疗绝经后骨质疏松症的方案中,微粒化孕酮和地屈孕酮与雌二醇联用,乳腺癌的罹患风险最低。

如何预防绝经激素治疗类药物所致的血栓

绝经激素治疗绝经后骨质疏松症有轻度增加患者血栓形成的风险,因此,已确诊伴有血栓形成的骨质疏松症患者禁止使用激素治疗。此外,相较于口服类的雌激素制剂,非口服类(主要包括皮下注射类和阴道给药类制剂)雌激素因没有肝脏首过效应,其血栓风险相对更低。

如何预防绝经激素治疗类药物所致的体重增加

雌激素本身并不能直接导致肥胖的发生,常规剂量没有增加体重的作用。只有当大剂量使用时才会引起水钠潴留,进而导致体重增加。

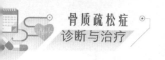
绝经后激素治疗骨质疏松时使用的剂量较低,在绝大多数情况下不会引起水钠潴留、体重增加,且有研究表明雌激素对血脂代谢和脂肪分布都有一定的有利影响。因此,只要引用最低有效剂量,就可以很大程度上避免此问题。

绝经激素治疗类药物的禁忌证有哪些

常见的绝对禁忌证主要包含雌激素依赖性肿瘤(乳腺癌、子宫内膜癌)、血栓性疾病、不明原因阴道出血及活动性肝病和结缔组织病。子宫肌瘤、子宫内膜异位症、有乳腺癌家族史、胆囊疾病和垂体催乳素瘤者属酌情慎用。此外,绝经激素治疗类药物不适用于男性骨质疏松症患者。

什么是选择性雌激素受体调节剂类药物

在正常生理状态下,人体内的雌激素需要与雌激素受体结合才能发挥作用。选择性雌激素受体调节剂,顾名思义,就是一类可以调节雌激素受体功能的药物。这类药物虽然并不是雌激素,但是也能够与雌激素受体结合,从而在人体的不同组织内发挥类似或拮抗雌激素的不同生物效应。

雷洛昔芬是作为常见的用于治疗骨质疏松症的雌激素受体调节剂。雷洛昔芬可以与骨骼中的雌激素受体结合(是的,人体的骨骼中也存在雌激素受体），发挥类雌激素的作用，从而抑制骨吸收，增加骨密度，降低椎体骨折发生的风险；与骨骼中的作用完全相反的是，雷洛昔芬在乳腺和子宫中可以发挥拮抗雌激素的作用，因而不会刺激乳腺和子宫。甚至有研究表明，雷洛昔芬能够降低乳腺癌的发生率。

雷洛昔芬常见的不良反应及应对措施有哪些

有研究表明，雷洛昔芬药物总体安全性良好。国外有学者研究报道称，雷洛昔芬可以轻度增加患者静脉栓塞形成的风险，但目前为止，国内关于雷洛昔芬的研究并没有相似的发现，因此该药物能否导致静脉血栓仍有待进一步研究确认。尽管如此，我们仍不推荐有静脉栓塞病史及有血栓倾向者，如长期卧床和久坐者使用雷洛昔芬。

虽然雷洛昔芬在某些组织中有拮抗雌激素的作用，但是一项针对有心血管疾病高风险的绝经后女性的研究显示，雷洛昔芬的使用并不会增加患者冠状动脉疾病和卒中的发生风险。另外，有少数患者再服药期间会出现潮热和下肢痉挛症状，因此，潮热症状严重的围绝经期妇女不宜使用该药物。

雌激素受体调节剂类药物的禁忌证有哪些

雌激素受体调节剂类药物的禁忌证主要包括正在或既往

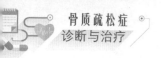

患有静脉血栓栓塞性疾病者(包括深静脉血栓、肺栓塞和视网膜静脉血栓者);肝功能减退者(包括胆汁瘀积,肌酐清除率小于 35 mL/min);不明原因的子宫出血者,以及有子宫内膜癌症状和体征者;对此类药物过敏者。此外,该类药物不适用于男性骨质疏松症患者。

什么是甲状旁腺素类似物类药物

在先前的章节中我们曾讲到过,甲状旁腺素在调节骨形成与骨吸收的动态平衡过程中发挥重要作用。

一方面,甲状旁腺素可以增强破骨细胞的数目及活力,促进骨吸收;另一方面甲状旁腺素又可以增加成骨细胞的数目,促进成骨细胞释放促进成骨的生长因子,从而促进骨形成。正常人体内甲状腺素的分泌高度规律,因而可以维持骨形成与骨吸收的动态平衡,而骨质疏松症患者体内的甲状旁腺素分泌则"杂乱无章",骨形成与骨吸收的动态平衡难以维持,进而发生骨质疏松。因此,重建骨质疏松症患者体内甲状旁腺素的稳定性十分重要。

甲状旁腺素类似物,是一类人工合成的、具有和甲状旁腺素相同生理功能的药物。有研究发现,间断使用小剂量甲状旁腺素可以增强成骨细胞活性,促进骨形成,增加骨密度,改善骨质量,降低椎体和非椎体骨折的发生风险。目前,国内已批准上市的代表性药物为特立帕肽,国内已批准该药物用于有骨折高风险的绝经后骨质疏松症的治疗,在其他一些国家该药物还被批准用于男性骨质疏松症和糖皮质激素性骨质疏松症的治疗。

特立帕肽常见的不良反应及应对措施有哪些

目前的研究显示,患者对特立帕肽的总体耐受性良好。患者在使用药物后常见的不良反应为恶心、肢体疼痛、头痛和眩晕。此外,在动物实验中研究者们发现,大剂量、长时间使用特立帕肽可以增加大鼠骨肉瘤的发生率。然而,在该药美国上市后7年中的骨肉瘤监测研究中,未发使用特立帕肽和人骨肉瘤的发病存在因果关系。还有少数患者在注射特立帕肽后会出现血钙浓度的一过性轻度升高,其中绝大多数患者在用药后的16～24小时内回到基线水平。因此,在用药期间应监测血钙水平,防止高钙血症的发生。

还需要指出的是,特立帕肽治疗时长不宜超过24个月,超过2年以上的用药收益有限。在特立帕肽停药后,应序贯使用其他抗骨吸收药物(如双膦酸盐类药物)治疗,以维持或增加骨密度,持续降低骨折风险。

特立帕肽的禁忌证有哪些

特立帕肽的禁忌证包括骨质疏松症并发畸形性骨炎、骨骼

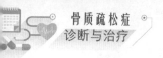

疾病放射治疗史、肿瘤骨转移及并发高钙血症;肾功能障碍者(肌酐清除率小于 35 mL/min);未满 18 岁的青少年和骨骺未闭合的青少年;对特立帕肽出现过敏反应的患者。

什么是锶盐类药物

大部分读者可能对锶都十分陌生,其实锶也是人体必需的微量元素之一,参与人体内多种生理功能和生化效应。锶的化学性质与钙和镁相似,在正常人体软组织、血液、骨骼和牙齿等组织中均可检测出少量的锶。多项基础研究及临床随访研究均证实,锶盐可分别激活成骨细胞、抑制破骨细胞,因而具有促进骨形成和抑制骨吸收的双重作用,使用该药物可降低骨质疏松症患者椎体和非椎体骨折的发生风险。

雷奈酸锶是一种人工合成的锶盐,目前,国内该药物已被批准用于绝经后骨质疏松症的治疗。该药物不宜与钙剂和食物同时服用,以免影响药物的吸收。

雷奈酸锶常见的不良反应及应对措施有哪些

随访研究表明,雷奈酸锶药物总体来说较为安全。患者服药后常出现的不良反应包括恶心、腹泻、头痛、皮炎和湿疹。上述的不良反应多发生在服药的初始阶段,通常病程较短、症状较轻,可自行缓解,患者可耐受。另外,有极少数患者在服用雷奈酸锶后出现药物疹伴嗜酸性粒细胞增多。需要指出的是,具有静脉血栓高风险的患者(例如既往有静脉血栓病史者),以及有药物过敏史者,应慎用雷奈酸锶。

雷奈酸锶的禁忌证有哪些

在 2014 年欧洲药品管理局发布的对雷奈酸锶的评估报告中指出:雷奈酸锶仅可用于无法使用其他药物治疗的严重骨质疏松症患者。并且,用药早期应对这些患者进行定期评估,如果患者出现了心脏或循环系统问题,例如发生了缺血性心脏病、外周血管病或脑血管疾病,或高血压未得到控制,应停用雷奈酸锶。存在某些心脏或循环系统疾病的患者,例如有卒中和心脏病发作史的患者不得使用雷奈酸锶。

因此,骨质疏松症合并有缺血性心脏病、外周血管病和(或)脑血管疾病者,或伴有未控制的高血压者禁用本药物。此外,肾功能障碍者(肌酐清除率<30 mL/min)也禁止使用该类药物。

什么是维生素 K 类药物,其治疗骨质疏松的作用机制是什么

本书之前的章节曾提及,骨钙素是一种主要由成骨细胞合

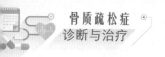
成的蛋白质,其在调节骨钙代谢中起重要作用,同时也是研究骨代谢的一项新的生化标志物,对骨质疏松症、钙代谢异常等疾病诊断有重要价值。而体内的骨钙素发挥作用需要维生素K的参与,因此维生素K及其类似物同样可以用于骨质疏松症的治疗。

四烯甲萘醌是在我国已批准上市的维生素K类似物,具有促进骨形成,抑制骨吸收的作用,能够轻度增加骨质疏松症患者的骨量。

四烯甲萘醌常见的不良反应及应对措施有哪些

四烯甲萘醌常见的不良反应包括服药后出现皮疹、皮肤发红伴瘙痒。当出现上述不良反应时,应当及时停药。此外,本药为脂溶性制剂,空腹服用时吸收较差,患者应当在饭后服用。且饮食中脂肪含量较少时,四烯甲萘醌的吸收率也会降低。因此在服用本药物期间,应当适当增加含脂食物的摄入。

四烯甲萘醌的禁忌证有哪些

维生素K及其类似物有拮抗华法林的作用,因此正在服用华法林抗凝的骨质疏松症患者禁止使用四烯甲萘醌。

什么是 RANKL 抑制剂，
其治疗骨质疏松的作用机制是什么

RANKL 主要是由成骨细胞产生的一种配体蛋白,它可以同破骨细胞表面的受体相结合,从而促进破骨细胞的分化、激活,因此可以将 RANKL 理解为破骨细胞的活化因子。抑制 RANKL 的功能则可以抑制人体内破骨细胞的分化,进而发挥抗骨质疏松的作用。

地舒单抗是一种破骨细胞活化因子 RANKL 抑制剂,通过与人 RANKL 特异性结合,可阻止 RANKL 与破骨细胞表面的 RANK 结合,抑制破骨细胞的形成、功能和存活,减少骨吸收,增加皮质骨和松质骨两者的骨密度和骨强度,促进骨重建,降低绝经后骨质疏松症妇女椎体、非椎体和髋部骨折风险。地舒单抗用药方式简单,每年只需皮下注射 2 次,患者的依从性较高。此外,地舒单抗不经肾脏代谢,因此对于肾功能损害的患者依然适用。

地舒单抗的禁忌证有哪些

为降低不良反应的发生,骨质疏松症伴有低钙血症,或者在口腔术后创面尚未愈合的患者禁止使用地舒单抗。此外,对此

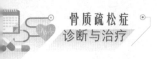

药物出现过敏的患者,也不应再次使用地舒单抗。

治疗骨质疏松的药物该如何选择

目前,我国已批准上市的抗骨质疏松药物种类繁多,虽然适应证互相重叠,但各类药物仍具有自己的特点,患者本人及家属自行选择较为困难,因此具体的用药选择应由专科医生帮助进行。

总体原则为,对于低、中度骨折风险者(如年轻的绝经后妇女,骨密度水平较低但无骨折史)首选口服药物治疗。而不能耐受口服药物、禁忌、依从性不高及高骨折风险者(如多发椎体骨折或髋部骨折的老年患者、骨密度极低的患者)推荐使用注射制剂(如唑来膦酸、特立帕肽或地舒单抗等)。如仅椎体骨折高风险,而髋部和非椎体骨折风险不高的患者,可考虑选用雌激素或选择性雌激素受体调节剂。新发骨折且疼痛明显的患者可考虑短期使用降钙素类药物。

抗骨质疏松的药物治疗应该持续多久

研究显示,除双膦酸盐药物外,其他抗骨质疏松药物在停止用药后药效会快速下降,因此在无不良反应情况下应长期使用。

双膦酸盐类药物在停药后,其抗骨质疏松性骨折的作用还可以维持数年。且有研究显示连续使用5年以上双磷酸类药物可能会增加该类药物罕见不良反应(如下颌骨坏死或非典型股骨骨折)的风险,因此建议双膦酸盐治疗3~5年后需考虑药物假期(即停药一段时间后再继续接受治疗)。因此,口服双膦酸盐治疗骨质疏松症5年,静脉双膦酸盐治疗骨质疏松症3年后,应对患者的骨折风险进行评估,如为低风险,可考虑实施药物假期停用双膦酸盐;如骨折风险仍高,可以继续使用双膦酸盐或换用其他抗骨质疏松药物(如特立帕肽或雷洛昔芬)。

另一种不宜长期使用的抗骨质疏松药物为特立帕肽,此药的疗程不应超过2年。当然,不同患者应当接收的药物疗程不可一概而论,药物疗程可根据患者的具体情况,在医生指导下进行调整。

2017版的《原发性骨质疏松症诊疗指南》指出,所有类型的药物治疗均应持续1年以上,在用药3~5年后,患者应至医院全面评估发生骨质疏松性骨折的风险,包括骨折史、新出现慢性疾病或用药情况、身高变化、骨密度变化、骨转换生化指标水平等。根据检查结果,在医生指导下考虑停药、更换药物或继续治疗。

如何评价药物治疗是否有效

抗骨质疏松药物治疗的成功标志是骨密度保持稳定或增加,而且没有新发骨折或骨折进展的证据。对于正在使用抑制骨吸收药物的患者,治疗成功的目标是骨转换指标值维持在或

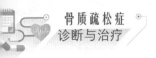

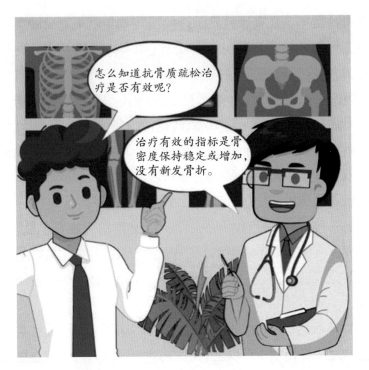

低于绝经前妇女水平。

　　患者在治疗期间如发生再次骨折或显著的骨量丢失，则需考虑换药或评估继发性骨质疏松的病因；如果治疗期间发生一次骨折，并不能表明药物治疗失败，但提示该患者骨折风险高。

不同种类的药物可以同时使用吗

　　某些情况下，抗骨质疏松药物可以联合使用或序贯使用，但是在联合用药或序贯联合用药时，要充分评价潜在的不良反应和治疗获益,同时还应考虑联合用药患者的经济负担。

目前最为常见的联合用药方案为钙剂及维生素 D 与骨吸收抑制剂或骨形成促进剂联合使用。而作用机制相同的药物不应同时使用。但是有一情况例外,即为了防止患者快速骨丢失,可短期内同时使用两种抑制骨吸收的药物,如绝经后妇女短时间内同时使用小剂量雌、孕激素与雷洛昔芬,或降钙素与双磷酸类药物联用。

序贯联合用药是指使用完某种药物治疗骨质疏松后,紧接着使用另一种药物继续治疗。目前常见的序贯方法是某些骨吸收抑制剂治疗失效、疗程过长或存在不良反应时,使用甲状旁腺激素类似物(特立帕肽)进行序贯治疗;或当使用甲状旁腺激素类似物(特立帕肽)治疗骨质疏松 18～24 个月后,使用骨吸收抑制剂进行序贯,以维持骨形成促进剂所取得的疗效。

中药对于骨质疏松症是否有效

中医当中并没有骨质疏松这一说法,按骨质疏松症的主要临床表现,祖国传统医学中与其相近的病症有:骨痿,即"腰背不举,骨枯而髓减",这一症状可见于没有明显临床表现,或仅感觉腰背酸软无力的骨质疏松症患者;骨痹,即"腰背疼痛,全身骨痛,身重、四肢沉重难举",这一症状同样常见于骨质疏松症患者。在中医的理论体系中,有"肾主骨""脾主肌肉"及"气血不通则痛"的说法。因此,中医中药治疗骨质疏松症的基本方法为补肾益精、健脾益气、活血祛瘀。

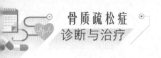
《原发性骨质疏松症诊疗指南》中指出,经临床证明有效的中成药可按病情选用,这类药物的主要作用是改善患者症状。目前,有效成分较明确的且可能改善骨质疏松症的中成药主要包括骨碎补总黄酮、淫羊藿苷和人工虎骨粉。此外,中药古方青娥丸、六味地黄丸、左归丸、右归丸等中成药也可根据中医医师的医嘱使用。

国家食品药品监督管理局在 2015 年发布的《中药新药治疗原发性骨质疏松症临床研究技术指导原则》中指出,中药治疗骨质疏松症可与钙剂和维生素 D 联用。

中药治疗骨质疏松症常见的不良反应及应对措施有哪些

近来,关于中药治疗骨质疏松症至患者肝损伤的报道较多,因此在用药期间应定期检测患者肝功能。此外,骨碎补总黄酮在治疗期间可能导致患者出现口干、便秘等不适,但一般患者可耐受,不影响继续治疗。此外,根据中医的理论体系,在使用中药期间需要忌辛辣、生冷、油腻食物。

中药治疗骨质疏松症的禁忌证有哪些

骨质疏松症合并有严重高血压、心脏病、肝病、糖尿病、肾病等慢性病者,应在医师指导下服用。另外,患者在感冒、发热期间不推荐继续服用中药治疗。

除了抗骨质疏松药物外,还有哪些手段可以治疗骨质疏松症

骨骼强壮是维持人体健康的关键,骨质疏松症的防治应贯穿生命全过程。除了药物治疗之外,均衡营养、充足日照、适当运动、戒烟等生活方式的改变对于骨质疏松的治疗同样重要。有关于这部分内容我们将在"预防篇"另做详细的介绍。

另外,骨质疏松症可继发于许多其他系统疾病,临床上以内分泌代谢疾病、结缔组织疾病、肾脏疾病、消化道疾病和药物所致者多见。因此,对于继发性骨质疏松来讲,针对原发病的治疗也非常重要。

如何治疗骨质疏松性骨折

发生了骨质疏性骨折后应及时至医院就诊,在医生的帮助下明确诊断,并接受专业治疗。在这里,我们仅对骨质疏松性骨折的治疗原则做简单介绍。骨质疏松性骨折治疗原则包括复位、固定、功能锻炼、抗骨质疏松治疗。改善临床症状、减少并发症是骨质疏松性骨折治疗的近期目标,促进骨折愈合、功能康

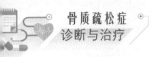
复、预防再骨折则是骨质疏松性骨折治疗需要实现的远期目标。

　　骨质疏松性骨折治疗应强调个性化,需要医生综合评估患者全身状况、骨折部位、骨折类型、骨质疏松程度,权衡利弊后选择手术或非手术治疗。另外,骨质疏松性骨折的病理基础是骨质疏松,在围手术期应积极开展规范的抗骨质疏松药物治疗,阻止骨质疏松进一步发展、防止再骨折发生。

骨质疏松性骨折围术期如何使用药物
进行抗骨质疏松治疗

　　骨质疏松性骨折患者围术期使用抗骨质疏松药物进行治疗,可以提高骨折内固定物的把持力和稳定性,促进骨折愈合并预防再次骨折的发生。骨质疏松性骨折患者一般疼痛明显,骨吸收增强,卧床及制动等因素可使骨量丢失加快,建议围术期抗骨质疏松治疗应以基础补充剂联合抑制骨吸收药物为主。

　　1. 基础治疗,钙剂和维生素 D 是骨质疏松性骨折治疗的基础用药,钙剂补充可改善骨矿化、减缓骨量丢失,而维生素 D 可促进钙在肠道吸收,并有利于骨基质矿化、抑制骨吸收,减少再骨折发生。骨折后钙剂联合维生素 D 应用对治疗减少骨量丢失、促进骨折愈合十分重要,钙剂选择应注重元素钙含量,骨折后推荐元素钙补充剂量为 1 000 mg/d,维生素 D 补充剂量推荐 800 IU/d。

　　2. 抑制骨吸收的药物主要包括降钙素类及双膦酸盐类。围手术期应用双膦酸盐制剂可以在制动后短时间内维持骨量,为手术提供较好的骨质基础并提高内固定物稳定性。由于大部分口服类的双膦酸盐类药物胃肠道不良反应发生率较高,服药后需要保持直立体位 30 min 以上,而骨质疏松性骨折患者大部分需要卧床,因此推荐静脉制剂的双膦酸盐类药物。降钙素类药物在治疗抑制骨量丢失的同时,对于骨质疏松性骨折后的骨痛有良好的缓解作用,因此也可以在围术期内短暂使用。

3. 对于绝经后骨质疏松多发性骨折或双膦酸盐治疗后仍发生骨质疏松性骨折、严重骨质疏松骨折(T 值<−3.0)或多发骨质疏松骨折患者在围术期推荐使用甲状旁腺素类似物(如特立帕肽)。

4. 其他类型的抗骨质疏松药物在围术期也可根据医生建议选用。

骨质疏松性骨折手术治疗后有哪些并发症

骨质疏松性骨折患者年龄较高,基础并发症较多,手术后短期内并发症发生风险高。术后并发症主要包括坠积性肺炎、下肢深静脉血栓、泌尿系统感染、压疮和谵妄。

如何预防骨质疏松性骨折手术治疗后的坠积性肺炎

骨质疏松性骨折患者需要长期卧床,因而呼吸道分泌物不

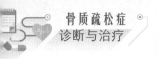
易排出,常坠积于肺内,导致肺部感染。合并慢性支气管炎的老年患者长期卧床更易出现肺炎。出现肺炎时患者常表现为发热,呼吸急促,肺脏听诊有湿啰音,摄片检查可发现肺内有片状阴影。

在术前及术后均应敦促卧床患者每天进行深呼吸训练,增加肺活量,保持呼吸道通畅,促进呼吸道分泌物排出。与深呼吸训练相似,咳痰训练也同样重要。每天进行咳痰训练,也可帮助排出呼吸道分泌物。而骨折患者常因疼痛不敢咳痰,因此要鼓励患者咳痰。此外,定时拍背,每天定时用手拍打患者背部,也可促进卧床患者痰液排出。

如何预防骨质疏松性骨折手术治疗后的下肢深静脉血栓

骨质疏松性骨折患者,常常需要卧床,因此下肢血管失去了下肢肌肉的收缩和挤压,血管内血流速度减慢,易形成下肢深静脉血栓。且手术后全身血液呈高凝状态,以及术中可能对血管的损伤,都是骨折患者下肢深静脉血栓形成的原因。新形成的血栓比较脆、像嫩豆腐一样,容易脱落。脱落后的血栓,就像一叶小舟一样随波逐流,遇到更细的血管就卡在那里,将血管堵住了,就会影响相应血管供应脏器的功能,尤其是堵了心、肺、脑等重要地方,后果就是轻则致残、重则致命!

骨质疏松性骨折患者在入院后就应立刻评估血栓发生的风

险,使用低分子量肝素、穿弹力袜、做气压治疗等,术后鼓励患者行下肢的主被动活动,有条件的患者应早期下床活动。

如何预防骨质疏松性骨折手术治疗后的泌尿系统感染

骨折患者围术期泌尿系统感染同样十分常见,这是由于患者卧床,排尿无力,逆行性感染风险增高。此外,卧床期间泌尿系统结石形成也增加了泌尿系统感染的风险。为此,应鼓励卧床患者多饮水,保证每天尿量 2 000 mL 以上。另外,患肢应积极行肌肉舒缩活动,骨骼受到肌肉收缩力的作用,脱钙减少,可防止结石发生。且在病情允许情况下要经常变化体位,防止钙盐沉积,减少结石发生。

如何预防骨质疏松性骨折手术治疗后的压疮

骨折患者长期卧床,局部组织由于长期受压,发生持续缺血、缺氧、营养不良而致组织溃烂坏死。压疮最容易发生的部位是骶尾部。此处骶骨向后凸出,皮肤血运较差,一旦出现压疮不易愈合。骨质疏松性骨折患者,尤其是脊柱骨折伴截瘫的患者更易发生,应特别注意。

我们应鼓励患者利用无病肢体主动挺腰、抬臀,自行按摩骶

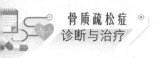

尾部皮肤,既有利于功能锻炼,又能有效预防压疮的发生。在患者因病无法自行挺腰、翻身时,认真细致的护理工作则十分重要。首先要保持床单洁净、平整、柔软,经常擦洗皮肤。在病情允许时,应协助患者定时翻身,以缓解骶尾部皮肤的压力,同时按摩骶尾部皮肤,促进血运恢复。

如何预防骨质疏松性骨折手术治疗后的谵妄

大部分读者可能对于谵妄这一概念比较陌生。事实上,老年患者术后谵妄的发生率一直较高。这是一种急性发作的脑功能障碍综合征,可表现为明显的行为躁动、幻觉、妄想、易激惹,或表现为嗜睡、沉默不语、安静不动和认知分离等,还有部分患者可交替出现上述 2 种状态。

术后谵妄的发生与高龄、痴呆、脑血管疾病、营养状态差、术后疼痛、阿片类阵痛药物使用等相关。因此,预防术后谵妄的方法包括应用多模式阵痛,术前、术后给予非甾体镇痛药物,放置经静脉镇痛泵,以减少吗啡的使用。同时应积极治疗心脑血管、呼吸、消化系统等并发症。对于合并重要脏器功能受损的老年患者尽可能选择区域阻滞麻醉。术后酌情给予持续低流量吸氧,加强拍背咳痰,避免低氧血症的发生等。

(洪洋、李英华、许舜)

康复治疗篇

为什么要进行骨质疏松症的康复治疗

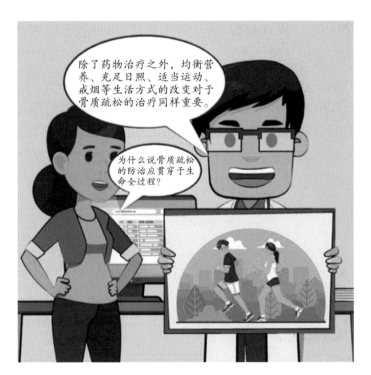

除了药物治疗之外，均衡营养、充足日照、适当运动、戒烟等生活方式的改变对于骨质疏松的治疗同样重要。

为什么说骨质疏松的防治应贯穿于生命全过程？

骨质疏松症是世界上发病率、病死率及医疗费用消耗最高的疾病之一。2018年中国骨质疏松症流行病学调查显示：我国50岁以上人群骨质疏松症患病率为19.2%，其中男性为6.0%，

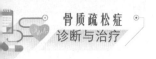

女性为 32.1%；65 岁以上人群骨质疏松症患病率达到 32.0%，其中男性为 10.7%，女性为 51.6%。骨质疏松症患者易发生骨折，骨折愈合难度相对较高，且骨折后长期卧床加速骨量丢失，形成骨质疏松—骨折—骨质疏松的恶性循环，易遗留后遗症。研究显示 50 岁左右的男性和女性在一生中患骨质疏松性骨折的可能性分别为 13.1% 和 39.7%，尽管男性的发病率低于女性，但是他们髋部骨折后的死亡率为 21%，高于女性的 8%。骨质疏松症致残率较高、治疗周期较长、治疗费用高昂，给患者家庭和社会带来沉重的负担。据世界卫生组织预测，到 2050 年我国骨质疏松性骨折将达到 600 万例，相应的医疗费用可达每年 254 亿美元。而随着我国社会人口老龄化，骨质疏松症及骨质疏松性骨折的患者将明显增加，医疗和社会资源的负担亦会明显增加。因此，采用各种措施促进骨质疏松症的康复，降低患病率及骨质疏松性骨折的发生率，对降低国家和社会负担、改善人民生活质量、提升社会幸福感具有极为重要的意义。

骨质疏松症康复治疗的目标是什么

骨质疏松症最主要的临床表现是疼痛、脊柱变形和脆性骨折，而这些表现极有可能引起患者生理功能或心理功能障碍，限制患者日常活动和社会参与能力，严重影响了患者的生活质量。因此，骨质疏松症康复治疗的近期目标是：缓解骨质疏松或脆性骨折导致的疼痛，增强肌肉力量与耐力，改善机体平衡功能，提高关节活动度,预防跌倒,提高日常生活活动能力。骨质疏松症是一种持续性进展性疾病,随着年龄增长,骨量持续丢失,并且该种骨量丢失无法一次性逆转,需要长期持续性地进行干预。骨质疏松症的进展会显著增加患者脆性骨折的风险,而脆性骨折的发生又是骨质疏松症进展的高危因素,形成骨质疏松—脆性骨折—骨质疏松的恶性循环,使得患者的生活质量也进行性下降。因此,骨质疏松症康复治疗的远期目标是:提升骨密度或延缓骨密度的下降,阻止骨骼强度的持续下降,使其维持在一个相对较高的水平,降低骨折发生的风险,阻断恶性循环,提升患者的活动和社会参与能力,改善生活质量。

什么时候需要骨质疏松症康复治疗

骨质疏松症的高发病率、高致残率和死亡率,及其难治愈、易反复的特性,导致骨质疏松症不仅对患者本人将造成严重危害,而且对国家社会将带来巨大的负担。因此,骨质疏松症需要早期诊断、早期及规范化的康复治疗。早期治疗的时机为:在确诊骨质疏松症后即可开始干预;FRAX 骨折风险评估髋部骨折概率≥3%或者任何重要的骨质疏松性骨折的发生概率≥20%,为骨质疏松性骨折的高危患者,也考虑开始干预治疗。通俗来说就是,骨质疏松症的确诊患者和高危人群,以及发生骨质疏松性骨折概率较高的人群均应及早接受骨质疏松症等康复治疗。

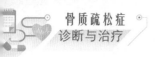

骨质疏松症康复治疗的主要措施有哪些

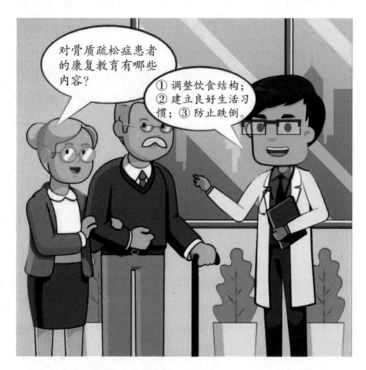

鉴于骨质疏松症的重大危害,不论在国家战略层面还是在社会、学界层面,均对骨质疏松症的康复治疗方面的研究给予了极大的支持和投入。目前骨质疏松症的康复治疗措施主要包括:康复教育、运动治疗、物理因子治疗、作业治疗、康复支具和辅具、药物治疗、心理治疗、骨质疏松性骨折的治疗。

骨质疏松症的康复教育的目的是什么

正确的健康教育对于骨质疏松症的预防、康复治疗均具有极为重要的积极意义,主要目的是帮助患者了解骨质疏松症的成因、风险以及发生骨质疏松性骨折的危险因素;了解骨质疏松症康复治疗的目标与方法;帮助患者做好心理建设,使其能够以积极心态正确认识和面对骨质疏松症。

骨质疏松症康复教育的主要内容有哪些

骨质疏松症康复教育主要是帮助患者建立健康的生活方式,主要内容包括:①调整饮食结构:避免食用过多的膳食纤维,尽量清淡饮食,少吃含钠多的食物如咸鱼、咸肉、酱油等,多食用牛羊肉、鱼虾、牛奶、豆类(含豆制品)以及坚果、干果等含钙较高的食物。②建立良好日常生活习惯:坚持正确的起、坐、卧和转身的方法和姿势,适当多增加户外活动,增加与阳光的接触,戒烟限酒,减少咖啡、浓茶以及碳酸饮料的摄入。③防止跌倒:在日常活动及运动中,采取防止跌倒的各种措施,加强自身和环境的保护措施。④控制体重:不要盲目减肥,因为体重偏大者的骨密度要高于瘦小者的骨密度。

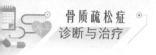
骨质疏松症患者如何调整饮食结构

　　骨质疏松症患者应当实行早期营养干预,调整饮食结构,摄入优质蛋白、高钙膳食,限制酒精、咖啡及碳酸饮料的摄入,戒烟,并且尽量避免或少用影响骨代谢的药物。饮食中所含的钙、维生素D、蛋白、磷、镁、维生素C、维生素K等都与骨骼健康有着十分密切的关系。

表2　含钙量高的食物

主食	海鲜	肉类	豆类	蔬菜	水果	蛋奶
糯米、麦片、燕麦、小麦、黑面包	虾、蟹、小鱼干儿、牡蛎、贝壳	猪肉、牛肉	黄豆、蚕豆、黑豆、莲子、豆腐、豆干、豆花、豆皮	木耳、海带、油菜、空心菜、白菜、红萝卜、芹菜、蒜苗、金针菇	红枣、柿子、梨子、木瓜、葡萄、核桃、橄榄	各类禽蛋、蛋黄、奶粉、奶制品

表3　富含维生素的食物

维生素A	维生素C	维生素D	维生素K
胡萝卜、黄绿蔬菜、蛋类、黄色水果、菠菜、甜薯、青椒、鱼肝油、动物肝脏、牛奶、奶制品、奶油	新鲜的黄橙色水果和蔬菜,如小白菜、油菜、苋菜、紫菜、芹菜、香椿、苦瓜、花菜、辣椒、毛豆、豌豆、藕、鲜枣、红果、橘子、橙子、柠檬、草莓、芒果、猕猴桃、龙眼	鱼肝油、深海鱼类、动物肝脏、蘑菇、营养强化牛奶、橙汁、鸡蛋	绿叶蔬菜、油脂、动物肝脏

骨质疏松症患者单纯调整饮食结构足够吗

答案是不够！对饮食结构调整的相关研究进行系统评价发现，药物治疗联合饮食干预，可以更有效地减轻骨质疏松症患者疼痛，改善焦虑状况，不同程度改善患者生活质量。骨质疏松症患者的饮食应以富含钙、磷、维生素 D 以及优质蛋白的饮食为主，同时应注意纠正偏食、挑食等不良习惯，做到营养搭配合理；避免酗酒、嗜烟、饮用浓咖啡及碳酸饮料。但是如果饮食源性钙摄入量不足，需补充钙剂。《原发性骨质疏松症诊疗指南》建议所有患者获得足够的膳食钙(至少 1 200 mg/d)和维生素 D(400～800 IU/d)。中国营养学会推荐正常成人每日钙摄入量为 800 mg(元素钙量)，绝经后妇女和老年人可增至 1 000 mg。以日常饮用纯牛奶为例，如每 100 mL 牛奶含钙 120～130 mg，800 mg 钙需摄入 600～700 mL 牛奶。另外考虑营养元素吸收效率的问题，在日常饮食中，摄取食物中的钙及维生素 D 的总含量应高于相应推荐标准，对于骨质疏松症患者或老年、消化功能较弱的人更应如此。

骨质疏松症患者的运动治疗方法有哪些

骨质疏松症患者的运动治疗应在康复医师的专业指导下，基于康复评定的结果，按照个体的生理状态和运动功能，制订合

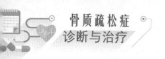

适的、个性化的运动处方,循序渐进地进行,主要包含肌力训练、有氧运动训练、关节活动度训练及平衡协调功能训练等。对于骨质疏松症高风险人群,建议每周进行 3～5 天的承重有氧训练和 2～3 天的抗阻训练,每天 30～60 分钟,训练强度从中等强度(60%～80%最大力量承重有氧训练,8～12 次重复的抗阻训练)逐步过渡到大强度(80%～90%最大力量承重有氧训练,5～6 次重复的抗阻训练)。而对于已确诊骨质疏松症患者,建议每周进行 3～5 天的承重有氧训练和 2～3 天的抗阻训练,每天 30～60 分钟,训练强度可采用中等强度(40%～60%最大力量承重有氧训练)或中等强度(60%～80%最大力量,8～12 次重复的抗阻训练)。

常见的承重有氧训练有哪些

常见的承重有氧训练包括:①踏步运动和步行,主要是通过下肢受到垂直方向的应力刺激,减少骨量的丢失;但运动的时间及是否负重,需根据个体身体实际情况确定。②跳跃运动,与踏步和步行类似,但需注意防止跌倒。③踮脚运动,该运动可将力量经下肢上传至脊柱,可增强腰背肌力量和脊柱稳定性,减少脊柱骨量丢失。患者站立位(必要时可扶墙稳定身体),深吸气后,将足跟慢慢上抬,用前足掌支撑地面,维持 3～5 秒后缓慢放下足跟并呼气,每天重复 10～30 次,视个体情况可增加次数或适当负重。④登高,在上升训练均能轻松完成情况下,可视个人具体情况进行登高训练(登楼梯、登山);但该运动会加重膝关节负担,需谨慎进行。⑤上肢屈伸运动,除注重下肢和脊柱的训练以外,可通过肩、肘、腕及手指关节的屈伸活动进行上肢训练,可适当手握重物增加上肢负重。在进行有氧运动时,心率变异率控制在30%以内,每次时间≥30 min。对于经常锻炼身体的患者,建议进行高强度的锻炼;对于不定期进行体育活动的患者,建议从低强度锻炼做起。在心肺功能和四肢关节功能无异常的情况下,建议老年人参与各种娱乐性的体育活动,与伙伴们协同进行,既能共同愉快地坚持各种活动,又能提高对周围环境的适应性。

平衡感协调功能训练有哪些

平衡协调功能训练主要包括:跨越或绕过障碍物、边走边左右转头、边走边抛接球等。除此之外,还可以通过太极拳、慢跑、跳舞、瑜伽、普拉提训练来进行有氧和协调功能的训练。但训练过程中应避免冲击性强的运动,如跳跃、跑步等,以及需要脊柱过度屈伸旋转的运动,如仰卧起坐、划船等。总之,骨质疏松症患者的运动治疗应遵循个体化原则,需在训练过程中不断调整训练方案及强度,循序渐进,持之以恒。

低频脉冲电磁场疗法对骨质疏松症有什么作用

低频脉冲电磁场(pulsed electromagnetic fields, PEMFs)疗

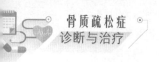

法可缓解骨质疏松症患者的疼痛、提高患者生活质量,可作为骨质疏松症的辅助康复治疗措施。PEMFs 采用高能抗谐振低频变化脉冲电磁场改变人体生物电、改善生物场,可促使成骨细胞增生,抑制破骨细胞生成,改善骨代谢,从而增加骨量和骨强度。单纯的低频脉冲电磁场疗法在短期内可能可以改善骨质疏松症的症状,促进骨的新生,但其抗骨质疏松的远期效果却不尽人意。

低频脉冲电磁场疗法联合药物治疗
对骨质疏松症的效果如何

低频脉冲电磁场联合药物治疗对骨质疏松症是有明确效果的,且安全性方面与单纯药物治疗无明显差异。尽管目前多数研究表明,PEMFs 安全、无不良反应,但是 XT-2000B 骨质疏松治疗仪的使用说明书中提及禁忌证:带有植入术心脏起搏器或植入式大脑神经刺激器患者、肿瘤患者、心绞痛患者、高热者禁止使用。由于 PEMFs 暴露具有时间或频率依赖的窗口效应,而目前的研究大多使用不同的临床设计和 PEMFs 参数(频率范围:8~100 Hz,强度范围:0~3.8 mT,暴露次数:10 min~1 h/d,持续时间最长 3 个月),并且这些研究的样本量太小,因此无法确定低频脉冲电磁场疗法的最优参数。

什么是全身振动疗法

全身振动疗法(low-magnitude high-frequency vibration, LMHFV)是通过一种低强度、高频率的振动对骨质疏松症患者进行生物力学干预,促进骨新生,抑制骨吸收,进而抑制甚至逆转骨质疏松的一种物理治疗方法。LMHFV 被多项研究证实是一种安全的、有效的、非药物性的治疗骨质疏松症的方法。

全身振动疗法对预防骨质疏松症患者
跌倒有效吗

现代骨质疏松症的康复强调预防跌倒,而 LMHFV 对此亦有所长。全身振动或本体感觉训练结合力量训练能够在一定程度上改善绝经后低骨密度妇女的姿态控制,从而预防跌倒;而相较于本体感觉训练,短期的全身振动锻炼对低骨密度的绝经后妇女的神经肌肉功能的影响更大。并且全身振动结合抗骨质疏松药物治疗能更为显著的缓解骨质疏松症疼痛,提升骨密度,增强肌肉力量,提高平衡能力,从而预防跌倒。

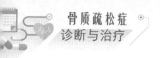

全身振动疗法康复治疗骨质疏松症患者的机制有哪些

　　全身振动疗法发挥作用主要是通过低强度、高频率的振动促进成骨细胞分化，抑制破骨细胞分化，进而促进骨形成，抑制骨量丢失。目前已知的主要机制有：①骨传导，机械振动作用于骨骼，通过骨组织中的机械敏感细胞，如骨细胞、成骨细胞、间充质干细胞，将细胞外的力学信号转化为细胞内的生化信号，进而促进细胞的成骨分化。②肌动力，正常情况下维持或增加骨量主要依靠骨负荷或骨应力，而肌肉的主动收缩是两者的主要力学来源，因此肌力对骨结构和骨量具有决定作用，并且肌力的改变总是先于骨强度的改变。自然绝经后，肌肉逐渐萎缩，肌力下降，产生的力学刺激随之减弱，继而出现骨质疏松症。而全身振动能够模拟肌肉发放冲动的频率范围，诱导肌肉产生牵张反射，增强肌肉收缩，在相应骨组织上产生应力，从而促进骨形成。③骨血灌注，全身振动能显著提高外周血流量、外周淋巴和静脉回流量，使骨血流灌注增加，从而提高骨密度。④脂质代谢，低强度的振动能够减缓去卵巢动物脊柱中脂肪细胞的堆积，刺激骨髓基质细胞向成骨细胞分化，使成骨细胞的生成速度超越脂肪形成，从而保留骨量。⑤压电效应，全身振动所产生的压力能够引起潜在的电流改变，增加血清中生长激素和睾酮的含量，从而刺激骨的形成，预防肌少症和骨质疏松症。

全身振动疗法康复治疗骨质疏松症患者的最优参数是什么

在全身振动疗法治疗骨质疏松症的过程中,其振动模式和参数均对疗效具有显著影响。一般认为,间歇性、复合振动模式效果要优于持续性振动或单纯垂直振动。主要原因在于:持续性振动易使机体对振动力学刺激产生耐受,而间歇振动有利于避免产生耐受,不论是在改善骨的力学性能还是维持骨小梁的微观结构上,间歇振动模式都更具有优势。而复合振动在保留垂直振动成骨作用的同时,能够强化肌肉功能和平衡控制能力,从而预防跌倒,减少骨质疏松性骨折的发生。全身振动的参数对其抗骨质疏松的疗效也有较大的影响,有研究表明初期的全身振动可提升骨密度,而16周后却导致骨量的丢失。另外,目前的研究使用的振动参数,如频率、幅度、时间、振动模式,不尽相同,也无相关大样本研究,故在全身振动疗法参数上尚无最优选择。

全身振动疗法联合抗骨质疏松药物的效果怎么样

目前尚没有证据表明全身振动疗法和抗骨质疏松药物2种

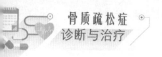

治疗之间存在相互作用,但其联合效应似乎存在累加效应,因此联合应用在治疗绝经后骨质疏松症上依然具有优势。

什么是低强度脉冲超声疗法

低强度脉冲超声(low intensity pulsed ultrasound, LIPUS)是一种频率和强度均较低的超声波,采用脉冲的方式向组织传递小于 3 mg/cm² 的能量。LIPUS 不会引起组织的致热效应,从而避免了以往治疗用超声波致热的不良反应;尽管向组织传递的能量不大,但其却具有不可忽视的非致热性细胞生物学效应。

低强度脉冲超声疗法康复治疗骨质疏松症的作用机制是什么

LIPUS 可通过直接改变细胞膜通透性和第二信使活性来刺激细胞活动,或者通过超声波产生的细胞表明电化学紊乱激活腺苷酸环化酶,激活细胞内活动;进而促进细胞内蛋白质合成和钙离子摄入。有研究表明,低强度脉冲超声对骨折愈合过程中的炎症反应、血管形成、软骨发生、膜内化骨、软骨内化骨及骨痂重塑阶段均具有促进作用,能够促进骨折的愈合。其主要机制在于 LIPUS 产生的低强度、高频率机械信号传递给骨组织,类似于全身振动疗法激活骨组织中的机械敏感细胞,进而促进成骨细胞分化。

低强度脉冲超声疗法康复治疗骨质疏松症的最佳参数是什么

目前研究认为,强度 3 mg/cm^2,频率 1.5 MHz、脉冲宽度 200 ps、重复频率 1 kHz、20 min/d 是低强度脉冲超声疗法促进骨折愈合的最佳参数,而后续研究大多延续该参数。而研究也证实,该参数的 LIPUS 能够在去神经和费用性骨质疏松模型中促进骨形成,有效治疗骨质疏松症;但是对于去势骨质疏松症模型的疗效不佳。因此,LIPUS 治疗骨质疏松症的最佳参数和有效性仍有待大样本、系统性的研究。

什么是功能性电刺激疗法

功能性电刺激(functional electrical stimulation, FES)是利用一定强度的低频脉冲电流,通过预先设定的程序来刺激一组或多组肌肉,诱发肌肉运动或模拟正常的自主运动,以达到改善或恢复被刺激肌肉或肌群功能的目的。研究已证实,FES 能够有效地治疗骨质疏松症。

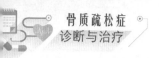
功能性电刺激疗法康复治疗骨质疏松症的作用机制有哪些

FES主要的作用机制有：①FES能够诱发肌肉收缩，从而向振动疗法一样通过肌肉收缩向骨骼施加应力刺激，进而促进骨形成。②FES的"宽波、低频的电流刺激"可以使周围神经发生有效极化，从而增强神经纤维的主动性生理过程，进而使神经细胞的各种酶类数量和活性增加，轴突运输加强，代谢旺盛，增加所支配组织毛细血管的血流量，并加强周围神经对所支配骨骼的营养作用。也可通过神经末梢释放递质或细胞因子，积极调整骨组织内在的代谢活动及成骨细胞合成速率。③FES可以产生类似于负重锻炼或重力刺激所产生的骨压电效应，进而影响骨重建平衡，使骨形成大于骨吸收，有利于提高骨量和改善骨的结构。另外，FES还可以在一定程度上缓解患者疼痛，改善患者功能锻炼能力。

功能性电刺激疗法康复治疗骨质疏松症的参数如何设定

目前市面上已有成熟的功能性电刺激仪，主要使用参数包括以下几点。①波形：建议使用双相对称波形，可以防止电荷在刺激部位堆积,降低皮肤灼烧的风险,从而允许施加更大的刺激强度和更长的刺激时间。②脉冲宽度:一般在 100~200 us,太小不易引起反应,太大易增强不快感。③频率:一般使用 30~35 Hz 诱发慢纤维收缩,因为慢纤维总是需要运动,而快纤维仅在需要用很大力时运动。

功能性电刺激疗法康复治疗骨质疏松症的注意事项有哪些

对于安装有心脏起搏器、出血或血栓、病情尚未稳定的患者以及靠近靠近颈动脉窦或跨过心脏区域、开放性伤口、眼睛、黏膜表面应禁用功能性电刺激疗法;而意识不清、肢体骨关节挛缩畸形、骨折未愈合、下运动神经元损伤、神经应急不正常、严重认知功能障碍、癫痫、孕妇、感觉缺失患者应慎用或者不用该方法。因此,骨质疏松症患者使用该仪器时,建议由专业的康复医师进行操作;在可自行熟练操作的情况下,可视自身情况购买便携式仪器在家操作,循序渐进。

什么是直流电离子导入技术

直流电离子导入技术是利用直流电的正、负电相斥的原理,将相同极性药物(或营养活性物质)通过汗腺孔,渗透到皮肤的

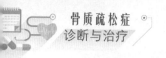

深部,或利用直流电极性作用加强药物(或营养活性物质)对皮肤的渗透,以达到美化皮肤的作用。药物离子进入体内后,可直接作用于局部,或进入血液、淋巴液而被带到全身,或停留在皮肤的表层形成离子堆,逐渐进入体内。这种疗法的优点是可以把药物直接导入较表浅的病灶,并在局部保持较高的药物浓度,且由于离子堆作用,药物的作用时间长,兼有直流电和药物的综合作用等。

什么是直流电钙离子导入疗法

而直流电钙离子导入疗法是通过将直流电阴极插入骨折处,通以 $10\sim20\,\mu A$ 的微弱电流,使局部钙离子浓度升高,促进骨生长,加速骨折愈合的方法。另外,钙离子可深入皮下 1 cm,由于离子移动速度很慢,可能在皮下形成离子堆,然后缓慢释放入血。目前常用的方法有:衬垫法、额枕法、电水浴法、体内直流电导入法、体腔法、创面离子导入法。

直流电钙离子导入疗法康复治疗骨质疏松症的注意事项有哪些

治疗前需充分说明情况(感觉、不移动体位、衬垫、不接触机器金属用品);拧干衬垫,不滴水;缓慢均匀拧电钮,避免电击感。

治疗过程中避免拨极性开关、量程开关或切电源,变换电流方向需将电流强度调至零后再改变;多次治疗可出现棕色斑丘疹伴瘙痒,可用 50% 甘油涂抹。而对于恶性肿瘤、高热、昏迷、活动性出血、心力衰竭、妊娠、急性化脓性炎症、急性湿疹、局部皮肤破损、金属异物、心脏起搏器金属电极、对直流电过敏的患者应禁止使用该方法。

骨质疏松症患者的康复作业治疗
主要包括哪些内容

骨质疏松症患者的作业治疗主要目的是帮助患者恢复日常生活能力、工作能力以及娱乐能力,包括日常生活能力的训练、职业能力恢复性训练以及日常生活起居环境的改进。日常生活能力的训练包括:①移动障碍的康复训练;②进食障碍的康复训练;③修饰障碍的康复训练;④穿上衣障碍的训练;⑤穿裤子、鞋、袜障碍的康复训练;⑥洗澡障碍的康复训练;⑦如厕障碍的康复训练;⑧家务活动障碍的康复训练。

如何进行移动障碍的康复训练

移动障碍的康复训练,包括床上移动(翻身、坐起)、轮椅移动及转移。肌力低下者可根据不同部位的肌力状况,采用支撑

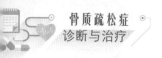
转移、滑动转移、秋千式转移或升降机转移,借助扶手、绳索、手套等进行辅助。协调障碍者着重训练轮椅的使用。偏瘫患者在训练上下肢配合使用轮椅同时,需增加辅助支点的应用。

如何进行进食障碍的康复训练

　　口腔、颌面部关节活动受限、肌力低下及协调性障碍者,需端正头、颈及身体的位置以利于吞咽动作进行,改变食品的硬度或黏稠度,也可借助设备来帮助维持进食的正确体位(头中立位稍前屈、躯干直立、髋关节屈曲 90°、双脚着地)。上肢关节活动受限和肌力低下者,可用健侧上肢辅助患侧上肢送食品入口;将肘关节放置于较高的台面上以利于手到达嘴边,送食品至口中;用叉、勺代替筷子;将餐具(勺)绑或夹在手指间;用双手拿杯子;利用肌腱固定式抓握(腕关节伸展时手指屈肌紧张)拿起玻璃杯或某样食品;也可使用适应性辅助用具或设备,如活动性前臂支持板、悬吊带、假肢、固定夹板以及特制的勺、刀、叉等。上肢协调障碍者,可增加肢体重量;一侧上肢固定另一侧上肢,躯干、肘、腕部靠在桌子上以保持上肢稳定;也可使用适应性辅助用具,如增加阻力的设备、增加重量的餐具、防滑垫、加盖及有饮水孔的杯子,用吸管喝水,用前后滚动式刀具切食物等。

如何进行修饰障碍的康复训练

修饰活动包括洗手和脸、拧毛巾、刷牙、梳头和做发型、化妆、刮胡子、修剪指甲等。该训练与进食障碍训练类似,可使用特殊的姿势或动作,借助特制的工具辅助日常的修饰活动。

如何进行穿上衣障碍的康复训练

穿上衣动作包括:将上肢放进袖口中,脱、穿套头衫;用手将衣服的后背部向下拉;解开或系上纽扣、开关拉链和按钮;分清上衣的上、下、前、后及左、右以及它们与身体各部位的关系。可选择穿着轻便、宽松的上衣;穿前开襟的衣服,先穿患侧,后穿健侧;脱衣时,先脱患侧一半,再将健侧袖子全部脱下,最后退出患侧的衣袖;穿套头式上衣时,先将上衣背朝上放在膝上,将患手插入衣袖,并将手伸出袖口,再将健手插入衣袖并伸出,用健手将衣服尽量往患肩上拉,然后将衣服后身部分收起并抓住,头从领口钻出,最后整理衣服。脱衣时,将衣服后身部分向上拉起,先退出头部,再退出双肩与双手。

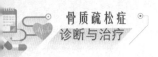

如何进行穿裤子、鞋袜障碍的康复训练

穿裤子、鞋袜障碍的训练,主要动作包括站着提裤子;抓住裤腰并系皮带;解开或系上扣子、开关拉链,系鞋带;分清裤子的上、下、前、后及左、右以及它们与身体各部位的关系。可选择穿着宽松的服装,裤腰用松紧带;在稳定的床上、轮椅、扶手椅上穿衣;用手去触摸脚面时,用上肢顶住腿部以保持稳定;肢体远端负重。

如何进行洗澡障碍的康复训练

洗澡动作包括:进出浴盆或淋浴室;使用水龙头、肥皂、海绵、浴巾;手能够到身体的每一个部位和水龙头。可在浴盆底部及淋浴的地面铺上防滑垫,湿毛巾搭在椅背上,患者坐在椅上,通过背部摩擦毛巾擦洗背部,擦干背部也用同样的方法;如果手不能摸到脚,就在脚底部放一块有皂液的毛巾洗脚;将有皂液的毛巾放在膝上,将上肢放在毛巾上擦洗(用于一侧上肢损伤者);使用按压式皂液。

如何进行如厕障碍的康复训练

如厕动作包括:上、下坐便器;手能接触到会阴部,拿住和使用卫生纸;能穿、脱裤子;必要时能使用尿壶或便器;自己使用栓剂;能排空和护理结肠造瘘等。上厕所前后穿、脱裤子的方法与前述相同。抓握功能差者,可将卫生纸缠绕在手上使用。

如何进行家务活动障碍的康复训练

家务活动包括做饭及清洗餐具,洗衣物,照顾婴儿,打扫卫生。代偿耐力及活动能力下降时,可用手推车运送物品;坐在轮椅或椅子上做家务,可在相应位置安装一个有角度的镜子以使患者能够通过镜子的反射观察到周围情况。

如何进行日常生活起居环境的改进

日常生活起居环境的改进主要包括:保证房间内有充足的光线;常用开关安装在触手可及的地方;地板保持干净干燥;房间保持整洁,不要堆放杂物,有潜在危险的物品要移开;沙发不宜过软,最好装有扶手;床不宜过高过窄,最好装有护栏;最好在比较湿滑的地方,如卫生间、浴室安装扶手;避免穿不合适的裤子、鞋子等。

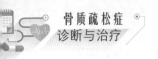

辅具和支具对骨质疏松症患者康复治疗的作用是什么

康复辅具既可以作为骨质疏松性骨折的非手术治疗,也可以作为手术后加速康复的手段。在康复辅具保护下早期下床活动和负重对于骨折愈合和避免骨质疏松进一步加重具有重要的意义。关节矫形器通过限制关节的异常活动范围,稳定关节,分担体重,减轻疼痛或恢复其承重功能;也可以固定和保护关节,促进痊愈。助行器可帮助步行困难的患者支撑体重,保持平衡、减轻下肢负荷,降低跌倒风险,预防骨折的发生。脊柱矫形器可以改善背伸肌肌力、疼痛、姿势和生活质量。因此,对跌倒风险较高的患者建议使用拐杖或髋部保护器;对急性或亚急性骨质疏松性椎体骨折的患者使用脊柱支架。

骨质疏松症患者康复治疗过程中如何选择辅具和支具

刚性脊柱支架可用于椎体压缩或新近的骨质疏松性椎体骨折,可于急性期短期佩戴(45~60 天);年老体弱患者可采用半刚性支架代替刚性支架;戴支架应与适当的运动疗法相结合。髋关节保护器可减少老年住院患者中合并神经功能缺损和股骨骨折高风险患者的骨折发生率；但不推荐应用于仍处于活动状态，且骨折风险低、中度的骨质疏松症患者；骨质疏松症患者在有需要时使用助行器辅助行走。另外，对于曾遭受髋部骨折或有跌倒史的患者，以及因直立性低血压或平衡功能障碍而跌倒风险较高的患者，不论他们是否患有骨质疏松症，都建议使用髋关节保护器。而对于骨质疏松性踝关节骨折，可使用无动力外骨骼矫形器，它是一种具有能量储存—重分配的足踝矫形器，可改善膝关节以下高能量损伤后患者的步态紊乱。同样对于跟骨骨折可使用跟骨矫形器作为非手术治疗的手段；也可以作为手术后加速康复手段，使患者可早下地活动。总的来说，在急性椎体骨折或多发性椎体骨折后慢性疼痛患者中，可使用躯干矫形器，例如背部支撑、紧身胸衣；髋关节保护器可以降低跌倒风险高的老年人髋部骨折的发生率；下肢矫形器可分担下肢关节负重，有助于早期康复锻炼。

骨质疏松症患者为什么要进行日光照射

骨质疏松症的康复过程中日光照射作用非常重要。人体所需的维生素 D 约 80% 由自身合成，主要是通过紫外线对皮肤的照射使存在于皮肤组织中的 7-脱氢胆固醇转化为胆骨化醇，即维生素 D_3。紫外线照射可以促进 $1,25-(OH)_2-D_3$ 的合成，可以有效增加维生素 D 缺乏性骨质疏松症患者的骨密度，减少阿尔茨海默病合并骨质疏松症患者的跌倒频率，从而预防椎体骨折。

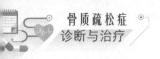
骨质疏松症患者每天需进行多长时间的日光照射,注意事项是什么

　　研究绝经后妇女日照量与血清维生素 D 水平及骨密度之间的相关性发现,25-(OH)-D 的生成量并不随日照时间的增加而增加,当日照量＜30 min/d 时,骨密度情况不如 30～60 min/d 和＞60 min/d,但日照量对骨密度的影响仅限于每天不超过60 min,若每天日照超过 60 min 时,该影响就可忽略了。但也有研究提示光照 2 h 比 1 h 更有利于骨质的改善,减轻骨痛,提高生活质量,但并非光照时间越长改善程度越高,所以每天接受日光照射的时间也不是越长越好。因此对于可独立行动的患者或有家属照顾的患者,建议在户外进行 1 h 左右的日照活动(具体取决于纬度、季节、天气状况等因素),以促进体内维生素 D 的合成;尽量不涂抹防晒霜,以免影响日照效果,但需注意避免强烈阳光照射,以防灼伤皮肤。对于卧床或行动不便的骨质疏松症患者,可采用室内紫外线疗法,需注意照射时间及剂量,保证安全。

为什么骨质疏松症患者的康复需要药物治疗

　　骨质疏松症是一种渐进性疾病,尽管通过合理的膳食、健康的生活方式、恰当的锻炼、物理因子治疗能够有效预防或在一定程度上改善骨质疏松症症状,但对于相对严重的骨质疏松症,药物治疗是必须的。药物治疗不仅可以缓解骨质疏松性疼痛,逆转骨量丢失甚至增加骨量;而且可以早期打断骨质疏松—骨折—骨质疏松的恶性循环,达到预防骨折的目的,明显改善患者生活质量。

治疗骨质疏松症的药物有哪些

治疗骨质疏松症的药物主要包括防止骨量丢失的抑制骨吸收药与刺激成骨细胞活性促进骨形成药。抑制骨吸收药主要包括:双膦酸盐类,降钙素类,雌激素,选择性雌激素受体调节剂,组织蛋白酶 K 抑制剂;促进成骨药主要包括:甲状旁腺素 PTH(1—34),活性维生素 D;双重作用药主要为锶盐类药物。

为什么骨质疏松症患者需要心理治疗

骨质疏松症对患者会造成心理和精神方面的影响,常常出现情绪不稳定或者低落、自卑、不愿意从事社会交往等情况,大大降低了患者生活质量,甚至影响康复治疗效果。患有抑郁症的骨质疏松症患者非常常见,在某些情况下,心理治疗可能是成功控制抑郁症的良好选择。骨质疏松性骨折也会引起心理社会症状,当患者应对疼痛、身体限制以及生活方式和容貌变化时最

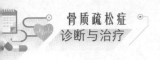

明显的表现是抑郁和自尊丧失,通常易出现烦躁、失眠、恐惧、焦虑等情绪,应予以心理干预。

骨质疏松症患者进行心理治疗的目的是什么

心理干预在临床治疗中的作用主要是:教会患者减轻或消除紧张、焦虑的方法,帮助患者了解和掌握疾病相关知识,使患者在治疗疾病的同时得到情感支持,保持乐观心态,树立战胜疾病的信心,积极主动配合治疗,减少并发症的发生,同时提高了患者的依从性、满意度和信任度。

骨质疏松症患者进行心理治疗的方式有哪些

目前常用的心理干预方式有以下几点。①精神支持:通过加强与患者的沟通,建立医患之间的信任,让患者正视病情,帮助患者建立信心,配合治疗和康复。②舒缓情绪:鼓励患者主动倾诉内心感受,对于不同的患者,有针对性地分析其心理状态,通过暗示、情景想象等心理疗法,帮助患者科学地舒缓紧张、焦虑的情绪。③社会家庭支持:对患者的家属进行相关健康教育,帮助家属理解和照顾患者,给予患者更温暖的关怀和支持。此外,可以让患者与患者之间相互鼓励,分享克服困难的方法和勇气,有助于帮助患者更积极主动的进行治疗。④动态监测心理状态:通过对患者心理状态的时刻关注,及时发现患者产生焦虑心理的因素,采取及时、有效的措施。另外,由于老年患者的各项身体功能有所消退,如视力、听力、记忆力均有所下降,反应迟钝,接受能力差。因此,在对老年患者进行心理干预时要有耐心,多倾听患者主诉,进行各项康复治疗操作时动作应轻柔,使患者感到舒适安全。

中医对骨质疏松症患者进行康复治疗的方式有哪些

中医根据症状、体征等将骨质疏松症归属于"骨痿""骨枯"等范畴,认为肾主骨、生髓、肾脏功能发生异常,会引起骨质量下降,骨密度降低,诱发骨质疏松症。中医对于骨质疏松症的康复治疗方法有单味中药疗法、复方制剂疗法、针灸疗法、传统功法等,不良反应小,疗效显著。

抗骨质疏松的单味中药有哪些

中药中以滋补肝肾、养肾健脾为主要功效的中药材主要有淫羊藿、杜仲、地黄、续断、皂苷、女贞子、龟甲和鹿茸等;以活血化瘀为主要功效的中药材有牛膝、红花、丹参等。

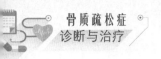
抗骨质疏松的复方制剂有哪些

中药复方制剂根据功效作用不同,可分为滋补肝肾方,健脾补肾方和活血化瘀、行气止痛方。滋补肝肾的代表方剂为六味地黄丸,由熟地黄、茯苓、山茱萸、牡丹皮、山药和泽泻六味中药组成,是治疗肾阴虚症经典方剂。健脾补肾代表方剂为补中益气汤加减方,该方剂由黄芪、党参、黄精、紫河车、大枣、甘草等十味中药组成,具有补益脾肾、强筋健骨的功效。活血化瘀、行气止痛代表方剂为独活寄生汤,由独活、防风、桑寄生、赤芍、熟地黄、人参等十多味中药组成,主要功效为补益肝肾气血,强筋健骨,祛风止痛,主治肝肾不足,气血两虚。

抗骨质疏松的针灸疗法有哪些

针灸疗法是中医疗法中成本最低、不良反应最小的疗法,其作用机制在于针灸通过穴位刺激调节内分泌,提高雌激素分泌量,从而影响骨骼代谢。选穴以补肝、健脾、益肾、祛瘀活血和痛点阿是穴为标准,主要分布在足少阴肾经、足太阳膀胱经、足阳明胃经、足太阴脾经以及任督二脉。临床选穴多为肾俞、脾俞、命门、足三里、大椎阿是穴等以补脾肾、祛瘀血为主要功效的穴位。除针刺外,中医临床也常采用灸法、腹针、埋线、拔罐等中医传统物理治疗手法配合针刺治疗骨质疏松症。

抗骨质疏松的传统功法治疗有哪些

骨质疏松症患者进行太极拳、五禽戏和易筋经锻炼助于提高骨密度、骨钙蛋白水平,缓解骨质疏松性疼痛。太极拳是一种动静结合、呼吸与运动相配合的运动,除了可以提升骨密度,还可以提高前庭系统的耐力,改善前庭器官的功能,改善下肢肌力及肌肉—神经反应,提高平衡功能,降低跌倒风险和骨折发生率。五禽戏是通过模仿虎、鹿、熊、猿、鸟五种动物的动作姿态、生活习性而创造的一种中国传统健身功法。整套功法内外合一、形神兼备,具有"舒经通络、强筋健骨"的功效。五禽戏可调节机体代谢,增加骨密度,调节骨骼周围肌肉的张力,缓解骨质疏松;提高老年人免疫力,缓解抑郁、焦虑等不良情绪,减轻心理压力,提高生活质量。易筋经是中国古代传统的养生功法,为有氧的负重运动,通过提高肌肉力量,达到保持机体协调和平衡的目的;可在一定程度上提高骨密度。其主要采用静止性用力和负重运动进行锻炼,可避免等长收缩给老年人带来的潜在安全隐患,是一种安全、简便、依从性高的运动疗法。易筋经对骨量的增加锻炼应坚持1年以上,在运动训练的过程中,可根据患者情况针对性地选择几式不同时长的练习,还需纠正异常运动模式,减少不必要的损伤。传统功法治疗可增加髋部及腰椎骨密度,增强肌肉力量,改善韧带及肌肉、肌腱的柔韧性,改善本体感觉,提高平衡能力,降低跌倒风险;但当停止练习

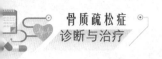

时,传统功法带来的积极效果将会逐渐消失。因此,传统功法治疗需要长时间练习,持之以恒。

骨质疏松症患者可以进行推拿吗

　　推拿法作为一种物理治疗,无不良反应,受到广大患者的接受,但一直以来被认为是治疗骨质疏松症的禁忌。然而有研究表明,推拿能够增强消化功能,促进钙的吸收及维生素 D 的活化,有效延缓骨质疏松症的发病。而且推拿能显著改善患者的临床症状,缩短疗程,改善患者的生活质量及生活水平,远期效果较好。

（王明海、李英华、何益群）

日常保健篇

骨质疏松症患者可以选择哪些运动类型

通过运动建立和维持骨质疏松症患者的骨密度非常重要，但运动的方式千百种，骨质疏松症患者在运动的方式上该如何选择？又有哪些细节是骨质疏松症患者在运动时应该注意的

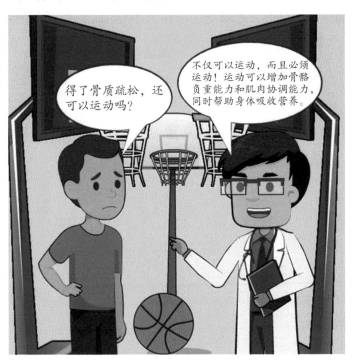

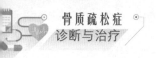

呢？首先我们要先了解运动的类型，主要可分为以下 2 种：负重运动和肌肉强化运动。

什么是负重运动

负重运动可以是高冲击力或低冲击力的运动，包括在保持身体直立的同时，抵抗重力的活动。高强度负重运动，有助于锻炼骨骼并保持肌肉强壮，例如跳舞、做高冲击力的有氧运动或健美操、爬山、跑步、跳绳、爬楼梯、篮球、羽毛球、网球。至于低冲击负重运动，也可以帮助我们保持骨骼强壮，例如，使用椭圆机训练、做低冲击力的健身操或广场舞、使用踏步机训练、在跑步机上或户外快走等。

骨质疏松能做高强度负重运动吗

如果已确诊骨质疏松症，并且骨密度严重低下，那就需要避免高强度的运动锻炼，因为存在较高的脆性骨折风险。如果不确定自己骨质的情况，一定要咨询专业的骨科医师，或是做个骨密度检测。如果因为骨密度严重低下而不能进行高强度运动训练的时候，低冲击负重运动是一种比较安全的选择，能避免应力导致脆性骨折。

骨质疏松症患者喜欢慢跑怎么办

慢跑能使大脑内产生内啡肽,俗称快乐吗啡,所以慢跑能带来许多愉快感,骨质疏松症患者如果同时又是慢跑爱好者,并不是不能跑,只是需要更加注意慢跑的各个环节。跑前热身和跑后的拉伸不可少,跑步的时候不要过度要求速度,毕竟慢跑的目的是健康锻炼而不是竞赛,跑步的步伐不要过大,以轻快匀速的小步伐最为合适。另外,跑步的时间及距离要根据自身情况选择,不要像年轻人参加半马或全马挑战自我极限,这样只会增加受伤的风险。

骨质疏松症患者能打羽毛球吗

羽毛球是简单家常的运动之一,家门口或公园找块空地两人即可开打,骨质疏松症患者打羽毛球心态要调整为佛系模式,不要为了救球做太剧烈的跑动,救球前冲刺急停重踩,最后重踩这一步就瞬间加剧对下肢骨骼的应力,所以简单的移动、挥拍是可以的,而像网球这种无法避免短距离快速跑动的运动就要尽量避免了。

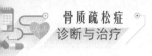

什么是肌肉强化运动

肌肉强化运动包括负重移动身体或其他抵抗重力的活动。它们也被称为"抗阻力运动",包括:举重、使用弹力运动带、使用重量训练机训练,以及提起自己体重的动作,例如脚跟站立抬起脚趾或是踮脚尖走路,但做这个动作时一定要小心避免身体重心失衡而摔伤,最好是旁边有人能做保护动作或有栏杆扶手等。瑜伽和普拉提运动,也可以提高力量及肌肉旳伸展柔软度,促进身体平衡和灵活性,至于是否可以做这些运动或者适不适合?那就要请专业的骨科医师进行评估。

骨质疏松症患者运动的时候有哪些该注意的地方

切记某些姿势可能会给骨质疏松症患者带来骨折风险,例如"弯腰驼背"对脊椎有压缩性骨折旳风险,也可能会增加的患者不安全感。有些老人家洗衣服弯个腰就造成胸腰椎的压缩性骨折,这就是骨质疏松在作祟,它让椎体的骨小梁变得很稀疏,就像威化饼一样,轻轻压一下就碎了,所以一定要时刻提醒家中有骨质疏松的老人不要弯着腰搬重物,非常容易导致骨折。

有效预防骨质疏松的运动是什么

　　要做负重运动(阻力运动),负重运动对骨骼的应力刺激较大,可以比较有效地增加骨质密度,改善骨骼质量。如果想选择最有效的运动方式,可以从以下3个方面进行选择:①高强度的阻力运动,一次只能做8～10下的重量;②具有冲击性的运动;③能运动到上下肢的运动。

为什么要强调高强度运动

　　因为即使做阻力运动,如果强度不够,其实也没办法有效刺激到骨骼,所以最好的强度就是可以连续做8～10下就要休息1 min,连续做3组;如果做了8～10下还觉得轻松、不费力,那就代表重量太轻了。

力量训练(抗阻力运动)一开始的重量怎么选择

　　一开始在锻炼的时候,可以用"最大施力的70%"来规范,比如最大可以举起15 kg的杠铃,那就以10.5 kg左右的重量开始训练;不过对于训练新手来说,为了避免受伤,可以先用30%～

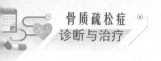
40%的重量,那就是 4.5～6 kg 来训练,习惯了再慢慢增加。

冲击性运动(负重运动)的好处是什么

冲击性运动可以帮助不同的肌肉锻炼、保持柔软度,同时增强肌肉跟骨骼之间的配合度、协调度,虽然没办法帮助骨质生长,却可以让肌肉协调度变好,让骨骼受力平均,比较不容易受伤。像是快走、慢跑、上下阶梯、跳舞、网球等运动,就是不错的选择。

上下肢运动对骨质疏松起到的帮助是什么

因为想透过运动改善骨质疏松,身体会产生"部位"特性,意思是只有用力的位置会增强骨质,如果都深蹲,就会增加下肢的骨质,对于上肢反而没有什么帮助。所以,除了用健身器材来加强局部肌肉,多做综合性运动也是很好的帮助,像是杠铃深蹲等。

天天做高强度运动行不行

在这儿要提个醒,长期做太高强度运动,身体负荷不起,反而易造成骨质流失，所以不要勉强自己去做，负重运动也不可以连续2天做，必须休息一天，让身体有修复的机会。不可负重太多，超出力所能及的范围。避免弯腰角度过大或过度旋转腰部的运动，会对腰椎骨产生极大压迫，甚至造成骨折。从事运动时要配合呼吸不要憋气，以防止血压过度升高。

骨质疏松症患者选择运动方式的时候需要咨询医生吗

已经诊断为骨质疏松的人，要先咨询骨科医师、康复科医师来制订合适的运动方案。骨质疏松症虽然不是什么重大疾病，但也别小看它，严重的骨质疏松症，是连睡觉翻身都会骨折的，然后觉得自己整天这边痛、那边痛，其实骨头早就出现问题或者是骨折了。

发生脆性骨折的时候自己能感觉出来吗

脆性骨折不是我们想象的骨头"啪"一声断掉，会突出来的那种；也有可能只是压到断掉、碎裂，但因为骨质很稀疏，就像威化饼折断之后的感觉。但不管是哪一种骨折，只要发生了就会影响行动和功能，常常容易感到疼痛，影响日常生活质量，而长期卧床也极易导致骨质流失更快、更容易骨折。

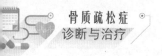

食物中钙含量高的有哪些

民以食为天,人每天都要吃饭,从食物中获取能量和营养。相信大多数人都知道骨质疏松要补钙,饮食中多选择高钙食材,如乳制品(鲜奶、酸奶、干酪)是饮食中最容易获得钙丰富来源之一,其他含丰富钙质的食物,包括有骨的沙丁鱼,绿叶的蔬菜包括花椰菜和高丽菜等。

钙的重要性是什么

钙是保持骨骼强健最重要的成分之一,多项研究证实饮食中含钙量较低者,会增加骨折的风险;补充足量钙剂和维生素 D3 可防治骨质疏松以及降低骨折发生率。摄取量建议:19~50 岁成人每天摄取 1 000 mg, 50~70 岁男性每天摄取 1 000 mg, 50 岁以上女性和71 岁以上男性每天摄取 1 200 mg。此外需注意,身体一次不能吸收超过 500 mg 的钙,因此应该一天以多次补充的方式摄取。

维生素 D 怎么预防骨质疏松

维生素 D 与钙一样,是预防骨质疏松症最重要的成分之一。

维生素 D 来源包括阳光照射、食物和保健品。维生素 D3 的生理功能包括促进钙吸收、维护正常骨代谢、肌肉功能、平衡功能等。维生素 D3 摄取量不足时会增加骨流失量,降低骨密度,年老后容易骨折。孩童和成年人都需补充足量维生素 D,以维护骨骼健康。维生素 D 摄取量建议:50 岁以下成人每日摄取 400～800 IU;50 岁以上的成年人每日摄取 800～1 000 IU。

镁和骨质疏松有什么关系

镁是人体内很重要的矿物质,与钙同时补充,可以保持骨骼强健,最理想的平衡是钙∶镁＝2∶1。饮食要注意加工食品会破坏食物中的镁含量,会造成摄取不足的现象。此外,也需注意过多摄取镁会造成胃部不适和腹泻。

维生素 K 在骨骼健康中扮演什么角色

维生素 K 促使钙与骨骼结合,目前有多项研究支持维生素 K 在改善骨骼健康中扮演重要的角色。其作用在刺激成骨细胞,促使骨钙素羧化,从而调节了骨质的吸收,完成骨骼的形成;与此同时它也抑制破骨细胞的活性,从而增加骨密度,达到预防和改善骨质疏松的作用。

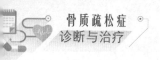

维生素 C 也和骨密度相关

维生素 C 为人体中重要的抗氧化剂,能保护细胞免于自由基的损害。但是很多人不知道的是多摄取维生素 C,可使体内骨密度增高。摄取较多的维生素 C 者与摄取量较低者相比,罹患骨质疏松症的风险降低,同时与骨质疏松症相关的骨折风险也会降低。对于 70 岁以上的人更是有明显差异。

大豆与骨质疏松有关系吗

大豆含有异黄酮,是植物雌激素,由于雌激素对骨骼具有保护作用,停经后雌激素下降与骨质流失相关,因此大豆可以帮助保护骨骼并阻止骨量流失。研究也确认大豆和异黄酮可以帮助保护妇女降低罹患骨质疏松症的风险。

蛋白质摄取不足也可能骨质疏松

蛋白质摄取量也占了均衡饮食中重要的一环,因为蛋白质摄取量不足不但会影响骨骼生长,还会导致肌肉密度与强度降低,所以亦可多摄取肉类、豆类和坚果等蛋白质含量高的食物以提供身体所需的必需氨基酸。

怎么增加体内钙的吸收 :⊃———

　　适当的日晒可增加体内维生素 D 转化。借此透过维生素 D 帮助人体从肠道中吸收钙质,以避免骨钙合成不足而导致骨质疏松,同时也可预防多种慢性疾病发生机会。

为什么晒太阳可以增加体内维生素 D 的转化 :⊃———

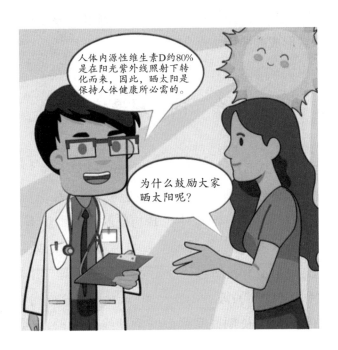

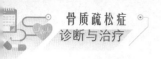

人体皮肤接收阳光当中的紫外线后,会将体内的胆固醇转化为维生素 D3 前驱物,再经由肝脏、肾脏转化为有活性的维生素 D3,维生素 D3 再使肾脏留住钙质与磷,减少钙质流失、促进小肠吸收钙质,促进骨质新陈代谢,维持强壮健康的骨骼。

阳光当中的紫外线只有一种吗

阳光中的紫外线可分为 3 种,分别是紫外线 A、紫外线 B、紫外线 C。紫外线 A(UVA):占紫外线的 95%,波长最长,为 320～400 nm。紫外线 A 可以进入人体的真皮层,造成晒黑、晒伤、失去胶原蛋白、产生皱纹,影响免疫系统及黑素细胞,而且可能是黑素瘤形成的原因。

紫外线 B 和紫外线 C 的作用是什么

紫外线 B(UVB):波长 280～320 nm,只有不到 2% 可到达地球表面。紫外线 B 则会在人体表皮层被 DNA 和蛋白质吸收,造成晒伤、脱皮、晒黑。但紫外线 B 与皮肤合成维生素 D 有关;皮肤吸收紫外线 B 之后,可将维生素 D 前驱物转换成维生素 D,经血液运送到肝脏和肾脏进一步被活化,发挥生理作用。

紫外线 C(UVC):波长 100～280 nm,大部分被高层的臭氧吸收。如果人接受长期或高强度的紫外线 C 照射,就会引起皮肤癌,一般常见于生物实验室或餐厅厨房用的紫外线杀菌箱中。

太阳该怎么晒

晒太阳获取维生素 D 并不是说早上起来在太阳下露个脸、下午去外面散散步就好了,必须曝晒在波长为 290~315 nm 的阳光下(这里指的是紫外线 B),皮肤才能将阳光转换成维生素 D,这通常是晒中午的阳光才有办法吸收到的波长。

为什么中午晒太阳比较好

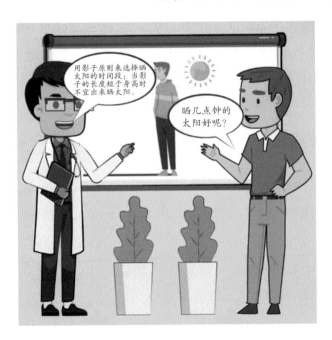

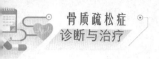

因为地球的赤道跟太阳的黄道并未重合,之间有大约 23.4°的夹角,所以太阳照射到地球表面的阳光角度就会不同。日照角度比较低的时候,阳光穿过大气层的路径比较长,能够产生维生素 D 的紫外线 UVB 被隔绝掉许多(特别是有效波长 290～315 段无法顺利抵达地球),自然效果不彰,因此早上和下午晒太阳,生成维生素 D 的效率都不好,要中午才可以。

雾霾天会不会影响维生素 D 的吸收

空气中悬浮粒子超出想象的复杂,这种情况不只损害呼吸系统,连带也严重阻断了重要的紫外线,造成皮肤很难吸收有效的紫外线 B,再转化成维生素 D,所以空气污染重的地区更难获得有效的日照。

晒太阳到底要晒多久

在日晒充足对的地区每天晒 10～15 min,日晒不足的北方或冬天时,晒太阳的时间可以相应延长。但由于日照角度的关系,往往还需要额外补充维生素 D,例如,北欧每到冬季,人体几乎无法以自然的方式获得维生素 D。

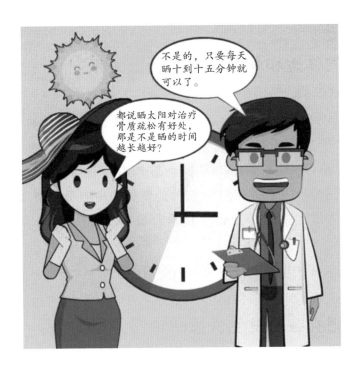

日晒不足维生素 D 怎么补

瑞典食品管理局建议,孩童及成人每日补充 10 μg(约 400 IU)的维生素 D,超过 75 岁的老人则增加为 800 IU。英国长年阴湿多雾,当地政府透过独立营养科学指导委员会建议民众,秋冬两季应直接补充 10 mg(约 4 万 IU)的维生素 D。另外,晒太阳面积需达到人体表面积的 9%,包括脸部、手臂、手部等。

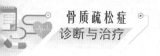

适当的体重和骨质疏松有什么关系

以前认为肥胖可能对骨骼有保护作用,肥胖个体的全身骨密度较正常体质量者高,身体质量指数(Body Mass Index, BMI)高是骨质疏松的保护因素,而低 BMI 是骨质疏松的危险因素。原因可能由于高 BMI 时机体对骨骼的机械负荷增加,脂肪细胞促进雄激素转变为雌激素能力增强,从而提高骨密度;另外,肥胖使体内瘦素水平上升,抑制破骨细胞生成,增加骨髓基质细胞向成骨细胞分化,从而对骨密度产生正面影响。

腹型肥胖容易发生骨质疏松吗

与 BMI 不同,腹型肥胖引起过多腹部脂肪堆积会增加骨质疏松风险,校正 BMI 对骨骼的机械压力作用后,腹型肥胖会降低骨密度。研究显示,腹型肥胖与骨量呈负相关,且不依赖于全身脂肪含量。可能因为腹部内脏脂肪堆积,脂肪组织导致炎性因子异常分泌,从而使骨量减少,骨密度降低。另外,腹型肥胖是 2 型糖尿病的危险因素之一,而糖尿病和骨质疏松症患病率升高有关,可能是胰岛素缺乏、微血管病变等综合复杂机制造成糖尿病患者骨质疏松症患病率增高。[①]

---

① 王紫晨等.老年人代谢综合征与骨质疏松的相关性研究.中华老年心脑血管病杂志,2020,22(9).

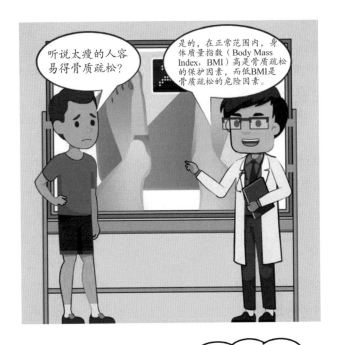

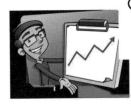

医生：此骨非彼股，此肌非彼机

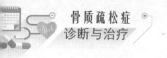

肌少症是什么意思

2010 年欧洲老年人肌少症工作组（European Working Group on Sarcopenia in Older People, EWGSOP)发表了肌少症共识,将其定义为与年龄增长有关的进行性全身肌量减少及肌肉强度下降或生理功能减退。人体的肌肉含量随着年龄增长不断流失,50 岁时人体肌肉含量流失达 5%,随后每年以 1% 的速度流失,80 岁的老年人肌肉含量只有正常成人的 70%,且肌肉强度和肌肉力量均下降。

肌肉与骨骼的关系是什么

肌肉和骨骼组织有着密切的联系,共同来源于间充质细胞,具有相同的遗传、生理和生物学特性。肌肉有助于骨骼发育,骨骼可促进成肌细胞的存活和肌肉增长。在人的一生中,肌肉和骨骼似乎都遵循着相同的衰减模式。随着年龄的增长,较多的老年男性和女性将出现骨质疏松症和肌少症,表现为骨骼强度(密度和质量)、肌肉质量和肌肉强度随年龄变化而逐渐减弱,触发这 2 种组织同步衰退的病因可能是遗传、生理和激素变化。

肌少症与骨质疏松症的关系又是什么

骨质疏松症常常伴随着肌少症的发生,肌少症与骨质疏松症之间的密切关联已成为国内外的研究热点。越来越多的证据表明,肌少症和骨质疏松症有许多共同的发病途径,包括参与肌肉和骨骼代谢激素的分泌减少,细胞炎症因子活性的增加,肌肉或骨细胞释放的促分解代谢的物质增多。随着年龄增长,骨骼肌发生了内在改变,在细胞分化、增殖过程受到不同程度的抑制,导致机体肌纤维总量减少。而老年人群肌肉收缩功能的改变将引起骨强度的变化,以此实现肌肉与骨骼功能相匹配,具体可表现为骨松质内的水平及垂直骨小梁数量减少,骨皮质变薄,对抗剪切力、扭力和弯折能力减弱。

肌少症和骨质疏松症之间存在哪些共同的危险因素

老年人激素水平、运动量等下降,机体营养状态差,基础疾病多,使得肌肉强度及骨密度明显下降,增加跌倒、骨折、残疾甚至死亡风险。患者营养状态差,食物摄入量少,种类单一,且蛋白质在体内的消化吸收及代谢功能降低,均影响人体的肌肉量。此外,老年患者摄入钙盐、磷酸盐和活性维生素 D 量不足,轻、中度维生素 D 缺乏不利于钙盐吸收,长期低血钙引起甲状旁腺激

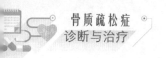

素分泌增多,加快骨量流失。加之老年患者普遍户外运动及光照时间不足,有不同程度维生素 D 缺乏和肌力下降,发展为肌少症的风险更高。另外,肿瘤、炎症、糖尿病、肥胖、慢性阻塞性肺疾病、心功能不全等属于慢性消耗性疾病,患者可出现肌力和肌量进行性下降。[1]

吸烟和骨折愈合有什么关系

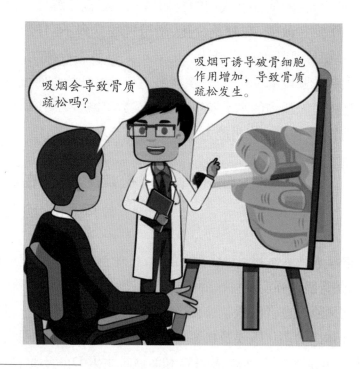

① 冯婷婷,王佳贺.骨质疏松与肌少症相关性研究进展.实用老年医学,2020,34(3).

吸烟的人往往从年轻就开始,一直到中老年那就成为烟瘾不轻的老烟枪,这些人如果在人生中曾经发生骨折,那么一定会听到医生告诉他们:把烟戒了吧,骨折了不能吸烟,否则可能会影响骨头愈合。在我们讲吸烟和骨质疏松的关系之前,先来聊聊吸烟和骨折愈合的关系。骨折愈合是由成骨细胞、破骨细胞及其他多种细胞和细胞因子参与的综合过程,吸烟患者骨折不愈合概率是不吸烟患者的 2.32 倍,平均骨折愈合时间延长约 6 周,而烟草对肱骨、胫骨、股骨等长骨骨折产生不利影响,调查显示骨折不愈合患者吸烟比例达 55.3%,而愈合组仅 25%,尤其对开放性骨折愈合影响更明显,目前吸烟影响骨折愈合已成为共识。

是尼古丁影响骨折愈合吗

动物实验发现低剂量的尼古丁可促进小鼠骨折愈合,而高剂量则为抑制作用。尼古丁可直接促进成骨细胞代谢活动,而含有等剂量尼古丁的香烟,却对成骨细胞的代谢有抑制作用,对骨痂厚度和成熟度产生不利影响,从而造成骨折愈合延迟。

吸烟和骨质疏松有什么关系

骨骼中包含成骨细胞及破骨细胞,成骨细胞的功能是促进

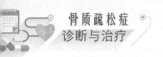

骨形成,相反,破骨细胞则促进骨吸收及骨更新。当成骨细胞功能减弱或者破骨细胞功能增强,均会导致骨质疏松症的发生。吸烟可诱导骨组织破骨细胞作用增加,从而导致骨质疏松发生。动物实验中发现高剂量尼古丁使椎体骨密度、骨小梁数目都明显降低,骨小梁变得稀疏。[1]

为什么要节制饮酒

酒是许多人的"精神食粮",2015～2017 年中国男性人均饮酒量为 11.7 L,预测 2025 年人均饮酒量将达到 8.1 L,所以说中国人喝酒的量还是不少的。我们都知道喝酒伤肝,严重的还可能导致肝硬化,但喝酒跟骨质疏松有关这就从来没听说过了。其实酒精摄入对骨密度和骨量的影响与剂量和饮酒时间有关,且酒精摄入对多种组织有影响。虽然轻度慢性饮酒对骨骼的影响不大,但确切影响取决于诸多因素,包括年龄、性激素状况和营养水平等。慢性酒精摄入和酗酒对骨组织有害,并且增加骨质疏松及骨坏死的风险。慢性重度酒精摄入可影响成骨细胞和破骨细胞活性、抑制骨形成,实际上这些机制是复杂多样的。

---

① 任晓东,等.尼古丁对骨骼系统影响及机制研究进展.中国骨质疏松杂志,2019,25(9).

酒精对成骨细胞和破骨细胞有什么影响呢

乙醇(酒精)对骨细胞有多种直接作用,虽然轻度饮酒对骨密度和骨代谢几乎没有影响,但在长期酒精摄入的条件下,成骨细胞活性显著降低并诱发骨密度降低,这无疑增加了骨折的风险。酗酒者的骨钙蛋白水平降低,导致骨吸收显著增加。酒精对骨组织代谢的影响是复杂多样的,确切机制仍需进一步研究。促炎细胞因子可以调节破骨细胞生成和脂肪细胞分化,酒精可能介导炎症反应导致骨损伤,诸多破骨细胞生成的细胞因子可能在酒精诱导的骨代谢疾病中起重要作用,但是繁杂作用机制尚未明确。

雌激素能预防骨质疏松

雌激素可以预防男性和女性骨质疏松,实验研究表明,饮酒使年轻女性血清雌激素水平下降,骨形成标志的骨钙蛋白也被抑制,影响骨重建。雌激素及其受体通过介导信号通路作用于破骨细胞抑制酒精诱导的骨量丢失,表明雌激素对酒精性骨质疏松症可起积极治疗作用。

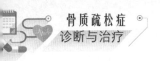

喝酒的量不同对骨骼的影响有区别吗

如果理性饮酒、适量小酌,对骨头的质量是不是就没有太大影响了? 我们来讲讲小酌和豪饮与骨密度(BMD)之间的关系。由于酒类品种、摄入方式、饮酒者个体差异等多种因素影响,不同饮酒量对机体产生的作用结果也不尽相同,且目前各国对于适量或危害性饮酒量也无统一规定,因此不同地区及人群饮酒量调查中对饮酒程度的界定也不尽相同。英国研究报道显示饮酒是机体骨骼健康的不利因素,饮酒量越大骨丢失量越大,而饮酒对骨骼产生的影响差异可能与饮酒量、饮酒方式以及评估骨骼部位等有关。

长期酗酒对骨密度有什么影响

除了上述提到的饮酒量对骨骼有负面影响外,持续饮酒的时间也是导致骨密度降低的重要因素。酗酒是指无节制地饮酒,属于一种酒精依赖行为,这种长期大量饮酒在一定程度上抑制皮质内骨重塑,并且能对骨骼产生负面影响,不仅导致骨密度降低,也会造成骨组织微结构的破坏。

短期内大量饮酒,对骨密度有影响吗

目前仍然缺乏人类短期大量饮酒对骨骼影响的临床数据,但从现有的动物实验研究发现,短期内大量饮酒在引起酒精中毒的同时也会导致骨密度降低和骨小梁的变化,还可能延缓骨折愈合。

如果戒酒了,骨密度还有救吗

听到这里,相信许多酒国英雄、酒精爱好者已经开始担心自己骨骼的质量问题,所谓知错能改,善莫大焉,众多的研究证明,不良饮酒行为对骨骼健康是不利的,但是通过戒酒能够增加骨密度,降低骨折风险。在一些研究中发现,戒酒对骨代谢的损害有快速可逆性作用,但是否能使骨密度恢复到正常水平仍有待继续考证。所以,虽然戒酒后骨密度能有所恢复,但还是小酌怡情,保持理性饮酒,不要等到骨密度低下,变成骨质疏松症患者了再来进行补救。①

---

① 张洪然,等.饮酒对骨质疏松症发生的影响.中华骨质疏松和骨矿盐疾病杂志,2020,13(4).

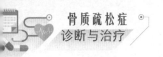

喝咖啡会导致骨质疏松吗

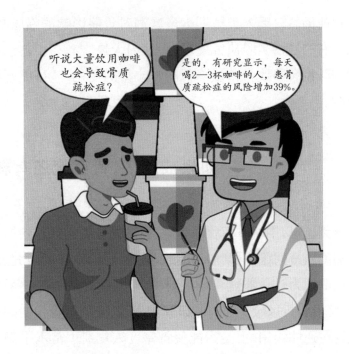

　　除了饮酒会对骨密度造成影响之外，咖啡也要适量摄取。最常听到咖啡会抑制钙质吸收的原因，大多是咖啡含有草酸，会和钙质结合而减少钙质吸收。因此，有人建议咖啡要与牛奶等高钙质食物分开摄取，避免钙质被结合而减少吸收率。

咖啡的草酸含量高吗

咖啡豆本身的草酸含量不低,每 100 g 的生咖啡豆(干重)含有 200 mg 的草酸。但还要考虑烘焙、冲泡、使用量等会影响咖啡液草酸含量的因素,其实咖啡液本身不是草酸含量丰富的食物,每 100 g 咖啡液的草酸含量仅有 0.9 mg,换算一杯大杯咖啡大概也只有 2 mg,与咖啡豆相比,韭菜、苋菜、菠菜中的草酸含量更是高得多呢!

咖啡因也可能影响钙质吸收吗

咖啡因会影响骨骼的维生素 D 受体蛋白的表现,抑制维生素 D 的吸收,从而影响骨钙沉积,而且咖啡因也会促进破骨细胞的活性,让破骨细胞将骨钙释放到血钙中。许多研究发现,过多饮用咖啡会增加人体骨质疏松的风险,每天喝 2～3 杯咖啡的人,患骨质疏松症的风险增加 39%。但是咖啡爱好者也不用特别担心,许多研究发现,只要摄取足够的钙质或是乳制品,就可以抵消咖啡带来的骨质疏松风险。所以,更重要的是平时有没有摄取足够的钙质或乳制品,而非咖啡本身。但咖啡除了会影响钙质吸收,还有诸多不良影响,所以还是适量饮用咖啡,每天喝 1～

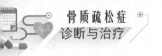
2 杯就收手吧！

骨质疏松还可以运动吗

30 岁前还能透过运动刺激骨质增生，之后骨量便开始逐年流失，停经后的妇女因内分泌改变骨量流失得更快。而改善骨质疏松光靠补充钙质、维生素 D 是不够的，还要通过运动增强骨质量，运动才能帮助身体吸收营养。没错，骨质疏松可以运动，而且必须运动！

明明运动了，为什么还骨质疏松

因为除了运动之外，还要做对运动！跟大家讲个案例，我以前工作的医院有一位老师最近骑单车摔倒，她反射性地用手腕撑地造成腕部骨折，下半年的实验和手术都得紧急喊停。接受骨密度检查后，骨科医生发现她骨质缺乏，建议应从饮食中摄取足量的钙质和维生素 D，且最好积极点运动，以免更年期后情况越来越严重。电话那头传来她无奈的声音："我明明有进行骑车、慢跑等运动，为什么还会出现骨质缺乏，被医生说要多运动？"规律运动当然可促进身体健康，但并不是所有运动都能增强"骨力"。负重太轻的运动对刺激骨质生长帮助有限。骨骼是个不断新陈代谢的器官，其中，成骨细胞负责生成新的骨质，而破骨细胞则专门分解、吸收老旧的骨质。一增一减下，使骨密度维持着良好的动态平衡。30岁后，成骨细胞的功能开始下降，再加上肠胃吸收钙质的能力变弱，使得骨质的生长赶不上流失速度，骨骼密度便跟随年龄的增长溜滑梯，流失速度太快的，就变成骨质疏松。所幸，当骨骼受到外来的重量刺激，为抵抗压力、避免受伤，成骨细胞与其他可刺激骨质生长因子变得活跃，进而产生新的骨质以形成一道保护的防线。这种刺激，也会加速身体对钙质的吸收，为提升骨密度带来双管齐下的效果，这也是许多医师建议"靠运动"预防骨质疏松的主要原因。但就如同人要接受足够的压力才会成长，想有效促使成骨细胞生长，我们给骨骼的重量刺激也必须超过一定的临界值才会有效。若只是从事负重轻微的运动，好比散步、简单的伸展，就无法启动骨质新生的反应，等于做了无效的训练。

给骨骼的重量刺激是一成不变的吗

随骨密度上升，这种临界值又会持续再提高。因此，像是跑步、有氧或徒手肌力训练（如伏地挺身、抬腿、深蹲等），虽初期会改善骨密度，但由于负重量都是自己的体重，固定不变，一段时间后，骨质的进步就会停滞。重量训练可以有效对抗骨质疏松，动哪里就强哪里。因骨骼受到压力时，会驱使成骨细胞移动到

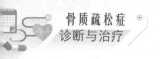

受压的位置,比起减脂无法"动哪里、瘦哪里",运动对骨质的帮助反而是"动哪里,就强哪里"。一项统计比较跑步、游泳、举重对骨密度的影响,分别测试最常因骨质疏松而骨折的手腕(桡骨)、脊椎、大腿(股骨),发现慢跑时,几乎只有脊椎和大腿的骨密度提升,没有承受到重量的手腕,进步就较差;而游泳时,水中浮力支撑了体重,虽然减轻了上、下肢骨骼负荷,但也因为压力不足,提升效果有限;举重时,因为全身皆负重,3 个位置的骨密度都显著提高了。

重量训练的器械如何选择

比起机械式器材,更推荐大家尝试自由重量训练(像是举杠铃、哑铃为主的肌力训练),因为后者得靠身体多个角度来承重。做训练大腿的深蹲可以刺激到脊椎,对骨密度的改善更全面。刚开始进行重量训练时,应把握大重量、低次数且循序渐进的原则。举例来说,拿 5 kg 的哑铃肩推 12 下,对骨骼的刺激效果就远低于拿着 12 kg 肩推 5 下。等发现举 12 kg 的重量可轻松推到5 下后,再将重量往上调整。相对于减脂增肌,骨质进步的速度会比较慢。一般来说,一周 2 次、每次 1 h 的重训,要做半年才能看到效果,千万不能躁进,在力量不够时硬拼,承载超乎自己能力的重量时,很容易用错误姿势施力,甚至会闪到腰、肌肉拉伤。还有人曾因重量拿不稳砸到自己意外受伤。

女性也需要进行重量训练吗 :⟩

"女生跳跳有氧操、跑跑步就好了,为什么要做重量训练呀?"每次听到有人说这种话,既生气又无奈。我想这句话或许应该改成"女生年轻时不重训,老了就容易骨质疏松"更为贴切。因为女性更年期后骨质流失的速度是男性的 2 倍以上,不管是骨质疏松还是骨折的风险都比同年龄的男性大了 2 倍以上。女生更应趁早重训,在更年期前存下更多"骨本"。当然,为了兼顾效率和安全,一开始最好找专业的教练指导。女生虽然天生力气小、肌肉量低,但正确练习,可举起的重量未必会输给男生喔!

晒太阳有益骨量增加,那是不是晒越多越好 :⟩

一般来说,只要每天晒 10～15 min,就可以补充一定的维生素 D。可是,晒 30 min 转换的维生素 D 浓度不会比晒 15 分钟更多。因为一旦晒超过 15 min,阳光就会破坏皮下转换好的维生素 D。所以每天晒 10～15 min 即可,多晒是无益的,直接在大太阳底下晒超过 20 min 很容易晒伤,也会很快衰老,长期这样做,还会增加患皮肤癌的风险。不过,实际晒多久,要看你所在地区的纬度和空气质量而定。

晒太阳的时候可以擦防晒霜吗

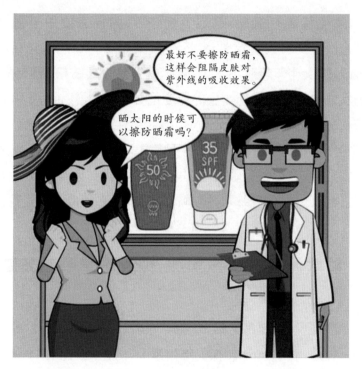

说到防晒霜,市面上的防晒产品五花八门。当大家选购防晒产品时,可注意防晒产品所标示的"PA＋＋"和"SPF40"等指标,这代表该产品对抗紫外线 α 波(波长较长,能到达皮肤深处,主要是紫外线 A)和 β 波(波长较短但能量强,主要是紫外线 B)的效果。接在 PA 后面的"＋"愈多、SPF 后面的数字愈大,即代表对抗紫外线的效果愈好。所以为了获取维生素 D 而进行的日

晒 15 分钟,最好不要擦防晒霜,因为防晒霜会阻隔皮肤对紫外线
B 的吸收效果。

骨质疏松症患者多喝骨头汤是不是特别好

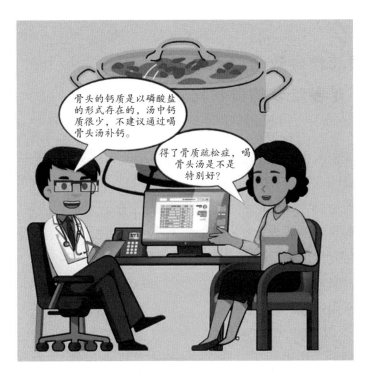

很多父母会用煮大骨汤或排骨汤的方式来帮孩子补充钙
质,让很多人有了"大骨汤或排骨汤富含钙质"的印象,但其实
汤中钙质微乎其微,因为骨头的钙质是以磷酸盐的形式存在于
骨头中,几乎不会溶出。1 kg 重的猪大骨以 3.5 L 沸水熬煮

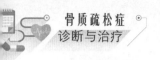
4 h, 汤中所含的钙质量微乎其微, 100 mL 猪大骨浓缩高汤也仅含 4 mg 的钙质。一般情况下, 喝一杯牛奶摄取的钙质, 大骨(排骨)汤需要喝到 62.5 碗才够。看似白浊的汤里, 还有大量的动物性油脂, 对高血压、高血脂等慢性心血管疾病患者可能造成更多不良影响。所以大骨汤或排骨汤实在不是理想的钙质摄取来源。

骨质疏松导致牙口不好, 是不是多吃软的食物比较好

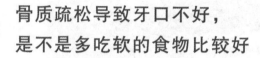

许多人年纪大了之后会觉得牙口不好, 吃东西费劲, 尤其是硬一点的食物, 经常咬不动、咬了牙齿疼痛不舒服, 这时候要当心是不是有牙槽骨的骨质疏松。美国曾有研究指出, 停经后妇女若罹患骨质疏松症, 下颚骨的骨质密度会比正常妇女低很多, 也容易发生牙骨质流失、牙齿根基不稳, 甚至掉落等现象。换言之, 骨质疏松症患者经常合并严重牙周病, 若同时罹患骨质疏松症和牙周病, 则必须合并治疗, 才能获得稳定的控制。一般人在30 岁之后, 随着年龄增加, 骨质密度会逐渐走下坡, 也会反映在牙齿上。牙齿和牙周骨骼组织含有高比例钙质, 若骨头持续缺钙, 就会提高蛀牙及牙周病风险, 发生牙根暴露、牙龈萎缩, 最终还可能面临掉牙的风险。牙槽骨有没有骨质疏松可以根据牙槽骨的骨密度来判断, 如果牙槽骨出现骨质疏松, 硬的食物肯定是要避免食用的, 例如, 坚果、花生米等, 咬太硬的食物

会增加牙槽骨骨折或牙齿松脱的风险,但是如果只吃软食,例如粥、粉、面糊等食物,牙槽骨得不到足够的应力刺激,反而会加速骨量的流失。

怎样能让牙槽骨获得合适且足够的抗阻力运动呢

其实一片肉干就可以很好地解决这个问题。烘焙过的肉干具有一定的韧性及硬度,在咀嚼时能有效刺激牙槽骨,但肉干质地的软韧又不会增加牙槽骨骨折或牙齿松脱的风险,所以一小片肉干含在嘴里,左边牙齿咀嚼 10 下,右边牙齿咀再嚼 10 下后吞下,这样牙槽骨就能得到很好地锻炼。

是不是只有老年人才会得骨质疏松症

骨质疏松可不是只会发生在中老年人的身上,随着现在年轻人生活方式的改变,惯常性的熬夜、运动量锐减等因素,使得年轻族群也逐步成为骨质疏松症的高风险人群。容易导致年轻人罹患骨质疏松症的主要原因有以下五项。

1. 肥胖或过度减肥。一般而言,肥胖者的内脏脂肪高,骨质强度低,罹患骨质疏松的风险相对就增高了,而很多年轻女性对自己的身材与体重并不满意,所以拼命减肥,容易造成蛋白质缺乏,可导致骨基质蛋白合成不足,新骨生成减少,而因减

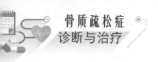

肥造成脂肪的缺乏,也会间接地造成雌激素的缺失,让骨头变得脆弱。

2. 饮食不健康。很多年轻人因工作忙碌或图方便省事,长期中、晚餐吃泡面,饮食不规律、不均衡,导致膳食中摄入的钙不足。而年轻人偏好重口味的饮食习惯,经常高盐饮食导致钠盐摄入过多,也增加钙流失的速度。此外,年轻人爱喝碳酸饮料,而碳酸饮料的主要成分是磷酸,大量摄入磷酸会影响钙的吸收,使骨密度下降。

3. 长期服用激素类药物。例如经常用于治疗自身免疫疾病与严重急症感染、效果良好的糖皮质素,最显著的不良反应就是会引起骨质疏松,严重者会引起患者股骨头坏死,因为糖皮质素这类药物会促进体内钙、钾、磷的排泄,在长期大剂量运用的情况下,会导致这类物质的流失。

4. 长期久坐、缺乏运动。现在的年轻人大多数是在办公室里面对着计算机工作,下班后也少有从事运动的习惯,再加上平时较少接触阳光、无法吸收能促进钙质增加的维生素 D,所以会导致骨骼的硬度下降。

5. 抽烟喝酒。香烟中的尼古丁成分会影响血管管壁通透性,导致动脉硬化,有害于血管内外物质的交换,使蛋白质、钙、磷的有效利用率降低,而其他有毒物质也易增加血液的酸度,促进骨骼的溶解。此外,长期抽烟对人体的免疫功能有极大的危害,而免疫机能的低下,易造成骨的生成出现障碍,增加骨质的破坏,时间一久,就容易出现骨质疏松症。

骨质疏松症患者每天喝一杯牛奶是不是就可以改善骨密度

许多人被诊断为骨质疏松症后,就开始拼命喝牛奶,想要补充流失的钙,但事实上,可以从牛奶中补充到的钙质还是相当有限的。一杯 300 mL 的牛奶含钙量约 300 mg,但并不是每天喝 4 杯牛奶就可以补足钙,可能仍然会缺钙。主要的原因是吸收率的问题,因为牛奶进入人体后,钙的吸收率只有 30%～32%,与十字花科蔬菜 60%～70% 的钙吸收率,以及大白菜与芥蓝菜 40%～55% 的钙吸收率相比,还有一定差距。

喝牛奶补充的钙能不能补到骨头里

喝进去的钙会存在血液中,增加了血钙的浓度,却未必会跑到骨头里成为骨钙。但偏巧人体需要的是为骨头补钙,而非血中的钙,因此,血中含钙量高,并不代表骨头中钙的浓度高。就算牛奶中的钙可能进入骨头形成硬骨的一部分,但是也未必能停留在骨头中,因为身体中的酸碱反应是动态平衡,而非静止不动的。因此,如果吃了很多大鱼大肉等高蛋白质的食物,让身体呈现酸性反应,会从骨头中溶出来的钙质进入血液中变成弱碱性,以自然达到酸碱融合,因此,已经进入骨头的钙又被溶解出

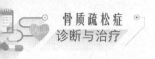
来,等于又流失了,牛奶补钙的效果就大打折扣了。

乳糖不耐症的人喝牛奶也能补钙吗

　　患有乳糖不耐症的人,或是对牛奶中的蛋白质过敏的人,只要一喝牛奶就容易腹泻,腹泻等于把牛奶的营养素都排泄了,不断腹泻还可能把原先从别的食物中摄取的钙质也一并排出,喝愈多的牛奶反而造成更多的钙质流失,因此乳糖不耐症患者是不能通过喝牛奶来补钙的。

喝纯牛奶好还是喝有添加物的牛奶好

　　为了增加对钙质的吸收,建议可以在喝牛奶时加入一匙黑芝麻,因为黑芝麻的含钙量非常高,100 g 的黑芝麻就有1 479 mg 的钙,加了黑芝麻的牛奶可以说是既高钙又美味。除了喝牛奶补钙,也可以透过其他的食物取得钙源,例如干酪、豆腐及深绿色蔬菜。而钙质进入人体后也并非马上就可以被利用,必须透过维生素 D 的转化才有可能被吸收储存,因此,补钙的同时也要搭配维生素 D 的摄入,才能增加钙质吸收,进而强化骨密度,像是鱼肝油、肉类、蛋黄与鱼类都是维生素 D 的食物来源。

喝醋会溶解骨头吗

很多人的观念中觉得醋会溶解骨头、流失钙质,所以不敢喝醋,但其实适量的食用醋可以增加十二指肠吸收钙质的功能,而且在食物中加上醋,可以让钙成为离子状态,也能帮助吸收。一天喝下 100～250 mL 稀释过的醋就已经很足够,如果太多,的确可能造成钙流失到血液中。另外,补充钙质的时候,造骨细胞会产生新的胶原蛋白来填补凹洞,慢慢把流失的骨质填回去,维生素 C 就是胶原蛋白的原料,等于是协助把钙质填到骨头里,所以适当补充维生素 C 也可以促进钙质的利用;不过维生素 C 一天只需要 100 mg,吃一颗苹果就可以补充,建议不用再额外吃补充,过量摄入很可能会造成结石,或是肠胃道的不舒服。除了缺钙之外,因为缺铁性贫血的人也很多,所以有些人会一边吃铁剂、一边吃钙片,但这两者同吃,虽然一样可以吸收,但活性会下降很多、吸收变差,所以如果吃了高含铁的食物,尽量隔 2 h 再吃高钙食物,避开交互作用的时间。

赤脚走健康步道,可以改善骨质疏松吗

公园与运动场不难看见健康步道的设置,对于平常喜爱在公园聚会的老人家,健康步道无疑是最好的免费运动场所,可以

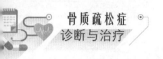

一边脚底按摩,一边与三五好友话家常,尤其是赤脚踩踏感觉更有效果。但是对有骨质疏松问题的老年人而言,踩踏健康步道是非常不适合的。由于人体踩踏建康步道时,身体所有的重量将由脚部承受,对于下半身、脚部骨骼是很大的负担,且健康步道多为鹅卵石,崎岖不平,身体受力不均,老人若不小心失去平衡,很容易会扭到或摔伤,严重会引起足底筋膜炎。另外,户外的健康步道环境清洁维护不易,贸然赤脚踩踏很容易被不明物,或是破损的鹅卵石刺伤,建议一般民众使用健康步道时仍应穿着袜子,除了可以避免上述情况造成不必要的伤害,还能缓冲刺激、达到吸震的效果,避免造成脚部伤害。

骨质疏松症患者适合打高尔夫球吗

"用力一挥,小白球远远地飞出去。"帅气的挥杆动作是许多中老年人喜爱高尔夫的原因。除此之外,打高尔夫球不但能获得成就感,还能消磨许多时间,因此高尔夫也成为中老年人热爱的休闲活动。不过,有骨质疏松的中老年人,要注意进行高尔夫球运动前应做暖身运动,若是对于高尔夫球运动的初学者,则该寻求专业教练指导,以循序渐进的方式进行,避免突然进行挥杆、收杆等大幅度扭转腰椎的动作,因为这样一不小心就会造成腰椎、髋骨和脊椎的伤害。

重型摩托车、越野自行车，适合骨质疏松人群吗

骑乘重型摩托车的速度感，骑越野自行车翻山越岭征服障碍后的成就感，对于喜爱新鲜、追求刺激、挑战不可能的长辈而言，是非常有吸引力的运动。但要注意骑乘重型摩托车、越野自行车时，身体需要长时间保持固定姿势，且崎岖不平的道路、频繁过弯的骑乘动作，非常容易造成人体颈椎、腰椎的伤害。尤其是有骨质疏松的人，骨头本身就较一般人脆弱，骨密度也较低，任何用力的晃动、撞击都会造成对骨头的伤害。所以骨质疏松症患者应避免从事此类会造成身体剧烈晃动、摆荡的运动，才能降低骨折，或是脊椎、颈椎受伤的风险。

钙片吃多了会不会导致泌尿道结石

这是非常多人共同的疑问，原因有以下三点。

1. 泌尿道结石最常见为草酸钙结石，其中草酸对结石的影响远胜于钙，故关键点在于限制草酸而非钙。

2. 钙对人体非常重要，身体会透过甲状旁腺激素、活性维生素 D 和降钙素等的调节，将其精准地维持在一定范围内。血钙之所以会过高是因上述调节机转出问题（疾病），而非饮食钙摄取过高。

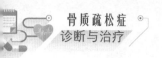

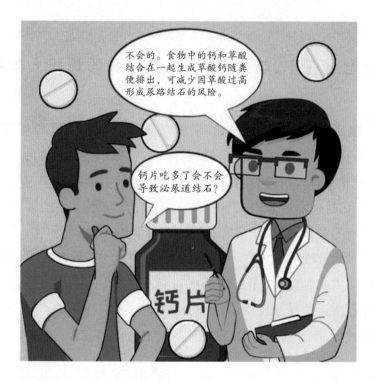

3. 事实上,每日摄取足量的钙(1 000 mg)反而有助结石的预防。这是因为当食物中的钙和草酸结合在一起时,会让草酸钙随粪便排出,因而降低草酸和钙进入血液的机会,故能避免因草酸过高而增加结石的风险。总结来说,泌尿道结石可以摄取钙,正常摄取下,钙片并不会导致尿道结石,反倒是低钙饮食会增加结石的风险。

(王明海、王军、黄亮达)

预防篇

喝骨头汤可以预防骨质疏松症的发生吗

这个说法是不对的。据相关研究报道,骨头汤中钙含量其实不高,同样体积牛奶中的钙含量要比骨头汤中钙含量高得多。

相反,如果食用太多骨头汤还会导致其他类型的健康问题。骨头汤中脂肪含量特别高,而且大多数脂肪还是饱和脂肪酸,喝多了很容易会导致血脂增高,容易患上其他疾病,从而间接地加速骨质疏松的发生。

因此,想要对骨质疏松进行有效预防,需要科学搭配饮食。

单纯补钙就可以预防骨质疏松吗

说到预防骨质疏松,人们首先会想到补钙。其实光补钙是不够的。如果说钙是构成骨骼的"基石",那么维生素 D 的作用就是把"基石"输送到骨骼中。如果体内维生素 D 不足,即便补充再多的钙,身体也无法有效吸收。不仅如此,维生素 D 缺乏会引起继发性甲状旁腺功能亢进,增加骨吸收,从而引起和加重骨

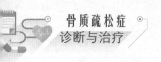

质疏松。因此,骨质疏松症患者在补钙的同时,千万不要忘了补充维生素 D。

补钙有哪些注意事项

在补钙的时候,很多人都存在认识上的误区,比如哪种钙剂的效果更好? 其实吃不同类型的钙剂得到的效果并不存在太大的区别,但是要合理选择,不能够滥用。

是不是仅服用钙剂就可以了? 并不是,在补钙的同时也要补充维生素 D,它们属于"黄金搭档",维生素 D 能够促进钙吸收,也能促进钙剂的转换。还有一点需要大家注意的是,并不是有机钙就比无机钙好,只有患有萎缩性胃炎或消化不良的患者,需要服用有机酸钙。

血钙正常,就不需要补钙了吗

血钙正常不等于骨骼中的钙正常。

血液中的钙含量通过多种激素的调节使其维持在狭小的正常范围内,这些激素是:甲状旁腺激素、降钙素、活性维生素 D。当钙摄入不足或丢失过多而导致机体缺钙时,骨骼这一巨大的钙储备库中的钙将释放到血液中,以使血钙维持在正常范围内,此时骨中的钙发生流失;当膳食中钙摄入增加时,则通过成骨细

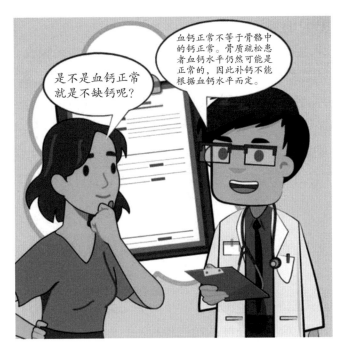

胞重新形成骨质而重建钙的储备,上述平衡如被打破即可引发骨质疏松。

　　需要强调的是原发性骨质疏松即使发生严重的骨折,其血钙水平仍然可能是正常的,因此补钙不能简单地只根据血钙水平而定。

维生素 D 就是钙片吗

　　不少人都认为维生素 D 就是钙片,其实答案是否定的。不过,维生素 D 与钙片之间确实具有密切的联系:钙的吸收一定需

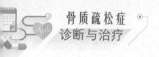
要维生素 D 的参与。

1. 维生素 D 是钙的忠实伴侣,可以促进肠道钙吸收。

2. 活性维生素 D 是维生素 D 的活化形式。维生素 D 本身无活性,需经过肝脏、肾脏转化成活性维生素 D 后才能发挥生物学作用。

3. 临床常见的阿法骨化醇与骨化三醇即是活性维生素 D。不过,前者需经肾脏进一步转化后才起作用,后者可直接发挥作用。

防治骨质疏松的措施有哪些

骨质疏松的防治不是单纯补钙而是综合治疗,治疗的目的是提高骨量、增强骨强度和预防骨折。

综合治疗措施包括:生活方式干预(如适当的体育锻炼、纠正不良嗜好、防止跌倒等)、补钙,必要时配合药物治疗。药物治疗包括:活性维生素 D、双膦酸盐类(如阿仑膦酸钠)、雌激素受体调节剂、降钙素等,具体药物的选择需根据医生的建议而定。

骨质增生患者不能补钙吗

骨质疏松常常合并骨质增生(即"骨刺"),而骨质增生常常是继发于骨质疏松后机体的代偿过程中发生钙异位沉积所致,这时钙常常沉积于骨关节表面而形成了"骨刺"。

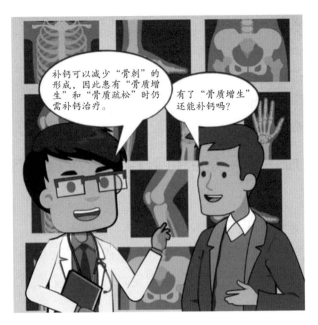

补钙可以纠正机体缺钙状态,从而部分纠正这一异常过程,减少"骨刺"的形成,甚至使已形成的"骨刺"减少,因此患有骨质增生的患者如同时患有骨质疏松仍需补钙治疗。

肾结石患者补钙是否会导致病情加重

导致肾结石的原因很多,如尿路畸形、尿路梗阻、尿液过度碱化或尿中草酸过多,甚至因骨钙流失过多导致的机体缺钙,当然过多补钙或应用活性维生素 D 也可导致肾结石。

因此患有肾结石的患者补钙应注意以下几方面:

1. 查找肾结石原因,如甲状旁腺功能亢进症、尿路畸形、肾

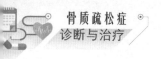

小管酸中毒等。

2. 监测血钙。

3. 监测尿钙与尿 pH 值。

4. 区别不同情况,个体化补钙。

症状或血钙水平是否可以诊断骨质疏松症

许多老年人认为只要没有腰腿疼、血钙不低就不会患骨质疏松症,这种观点是不对的。在骨质疏松症早期,患者可以没有任何症状或症状轻微,因而很难察觉,而一旦感觉腰背痛或骨折时再去诊治,往往病情已经加重。

其次,不能把低血钙与骨质疏松画等号。事实上,绝大多数骨质疏松症患者的血钙并不低,这是由于当尿钙流失导致血钙下降时,会刺激甲状旁腺激素(PTH)分泌,动员骨钙入血而使血钙维持正常。因此,不能依据有无自觉症状、血钙是否降低来诊断骨质疏松。

对于骨质疏松的高危人群,无论有无症状,都应当定期去医院作骨密度检查以明确诊断,而不要等到发觉自己腰背痛或骨折时再去诊治,以免延误治疗。

血钙不低,就不需要补钙了吗

血液中的钙浓度通过多种激素(如活性维生素 D、甲状旁腺激素、降钙素等)的调节得以维持在狭小的正常区间内。当钙摄入不足或丢失过多而导致血钙下降时,机体会通过激素的调节,增加破骨细胞活性,动员骨骼中的钙释放入血,使血钙得以维持正常;反之,当膳食中钙摄入过量时,钙调节激素通过刺激成骨细胞活性,使多余的血钙沉积于骨。由此可知,血钙正常并不说明骨骼就一定不缺钙。事实上,即便是严重的骨质疏松症患者,其血钙水平仍然可以是正常的,血钙水平并不能反映骨质疏松存在与否以及严重程度。

因此,患者是否需要补钙,不能简单地根据血钙水平判断,关键是看患者是否有骨质疏松的危险因素以及骨密度的检测结果。

单纯补钙就能治好骨质疏松症吗

钙是构成骨骼的主要成分,但骨质疏松的发生并不全是因为缺钙,骨质疏松的原因或诱因很多,如:①体重过低;②性激素低下;③吸烟;④过度饮酒;⑤过度饮咖啡、碳酸饮料;⑥体力活动缺乏;⑦饮食中钙和维生素 D 缺乏(光照少或摄入少);⑧患有影响骨代谢的疾病,如甲状腺、甲状旁腺疾病、糖尿病等;⑨应用影响骨代谢的药物,如激素、免疫抑制剂等;⑩老年人群:女性≥65 岁,男性≥70 岁时。可见,缺钙只是诸多原因之一,当然单纯补钙也不足以预防所有骨质疏松症的发生。

骨质疏松主要是由于钙调节激素失衡(如雌激素分泌减少、

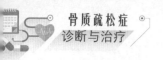

维生素 D 的合成及活化降低等)，破骨细胞活性超过成骨细胞活性，使得骨质流失速度超过骨质形成速度所致。因此，单纯依靠补钙来治疗骨质疏松症往往不够，还要想办法阻止骨流失、促进骨生成，解决骨代谢失衡的问题。因此，补钙必须与抗骨质疏松药物(包括抑制骨吸收的药物和促进骨形成的药物两大类)相结合，才能有效地治疗骨质疏松症。打个比方，补钙就像提供补墙用的水泥，但提供水泥并不等于补墙，还要有泥瓦匠的操作，抗骨质疏松药物就扮演了泥瓦匠的角色，可以调控上述 2 种细胞的工作，最终将水泥(钙)砌到墙壁(骨骼)里。

国外的大规模临床研究表明，即使正规服用钙剂和维生素 D，如果没有规范服用抑制破骨或促进成骨的药物，对于预防骨折来说效果也大打折扣。

晒太阳能补充维生素 D 吗

人体内源性维生素 D 约 80% 在皮肤表皮合成，仅 20% 从食物中摄取，因此，晒太阳是人体健康必需的。

晒太阳时，在中波紫外线 UVB 的作用下，皮肤中 7-脱氢胆固醇经非酶光解反应转化为维生素 D，由皮肤进入血循环，维生素 D 在肝脏 25-羟化酶的作用下转化为 25-(OH)D3，进而在肾脏 1α-羟化酶的催化作用下，生成 1, 25-$(OH)_2D_3$，其为维生素 D_3 的活化形式。

饮食方面，我们吃的谷物含有一种叫作麦角固醇的物质，被人体吸收后也需要经过紫外线的照射转变成维生素 D_2。维生素 D_3 和维生素 D_2 是骨骼代谢的重要物质,能够促进小肠对钙的吸收并促进骨骼的形成。

所以说晒太阳即能补充维生素 D,还可以促进钙吸收,预防和改善骨质疏松,所以值得大力提倡。

几点钟晒太阳效果最好

晒太阳的时间很有讲究,一天之中,有两个时间段最适合晒太阳。

第一个时段是上午 9~10 时,第二个时段是下午 4~5 时。在这 2 个时间段,紫外线中的 A 光束较多,这时是储备体内维生素 D 的最佳时间。

不过,最佳日晒时段的概念并不完全可靠,用影子原则来选择晒太阳的时间段更简单、有效。当影子的长度短于身高时不宜出来晒太阳,因为这个时候的太阳比较毒。夏季时因紫外线较强,选择清晨或者傍晚阳光不太强烈的时候进行户外运动。

晒太阳的部位有专家指出,躯干部皮肤对日晒的敏感性高于四肢,上肢皮肤的敏感性高于下肢,肢体屈侧皮肤的敏感性高于伸侧,头、面、颈部及手、足部对紫外线最不敏感。因此,我们可以选择敏感性差的部位充分暴露,夏季穿短袖短裤,冬季暴露头面颈部即可,而敏感性高的部位适当涂抹防晒产品,以防晒伤皮肤。

冬春季,可将面部和双上臂暴露于阳光下 10~30 min;夏季

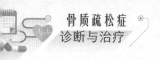

由于紫外线较强,裸露部位较多,接受太阳直射 5～10 min,每周 2～3 次就能让身体产生足够的维生素 D。

绝大多数人每天在阳光下晒 10～20 min 即可,儿童短些,老人长些,但一般都建议控制在 30 min 内。在高海拔及长期低度缺氧环境下生活的人群需延长日晒时间,建议每天日晒 30～60 min。

隔着玻璃晒太阳有效吗

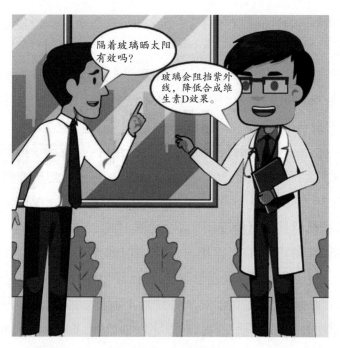

隔着玻璃晒太阳会大大降低补钙效果,因为中波紫外线

UVB 的穿透性比较差,一张纸都能将 UVB 阻隔开来,何况是厚厚的玻璃。

普通白玻璃大概可以透过 9% 的 320 nm 以下的紫外线,而单银低辐射中空玻璃的透过率基本上是 0。因此,在家中隔着玻璃晒太阳几乎是无效的,因为中波紫外线的透过率会大幅度降低,从而影响人体合成补钙所需的维生素 D。

晒太阳的最佳地点是户外,如果因各种原因必须在室内晒太阳,也一定要打开窗子,让阳光直接与皮肤接触。

吃巧克力会导致骨质疏松吗

巧克力中含有糖、大量的脂肪、少量蛋白质、钾、钙、镁、草酸、多酚等成分,还有可可碱和咖啡因等生物碱成分。这些成分当中,既含有健骨作用的物质,也含有损骨作用的物质。

纯可可粉以及黑巧克力中的类黄酮物质和钾镁元素,都有利于骨骼的健康。钾和镁能提高钙在体内的利用率,而类黄酮等多酚类物质能够降低骨组织的氧化应激水平和炎症反应水平,从而减轻骨质的破坏。类黄酮是巧克力苦味的来源,含量越高,味道越苦。然而,巧克力产品中的其他成分,如可可脂、糖、草酸、可可碱、咖啡因等成分都是或多或少有损骨质健康的。

饱和度比较高的脂肪(比如昂贵的可可脂)和草酸都会降低钙的吸收利用率。糖会升高炎症反应,可可碱和咖啡因则会增加尿钙流失。因为制作方法不同,配料不同,巧克力中的成分会

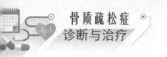

有很大的差异。巧克力对不同年龄人群的影响不一样:青少年时期,在钙供应充足的前提下,吃巧克力可能有利于促进长骨的生长。绝经期后的女性吃少量巧克力,对骨骼健康没有明显影响。但是,如果每天都吃巧克力,则会降低骨密度。

总之,巧克力到底对骨骼好不好,要看是什么品种,配料是什么比例。一般来说,口味越甜(糖越多),质地越香滑(可可脂越高),奶味越浓(奶油越多),越不利于骨骼健康。

喝可乐会引起骨质疏松吗

可乐是一种"碳酸饮料",而其中真正影响钙吸收的不是碳酸,而是中强酸物质——磷酸。

将铁钉放进可乐中,只要有足量可乐和足够时间,磷酸会完全溶解铁钉。但人的胃连强酸性物质胃酸都不怕,何惧磷酸呢?其实,磷酸不是通过破坏胃影响钙吸收,而是通过"钙磷平衡"。磷和钙一样,都是构成骨骼的重要成分,但磷和钙有类似跷跷板一样的关系,会相互竞争。当钙磷的比值是2∶1时,可以促进钙的吸收,而当磷摄入大于这个比例时,人体钙吸收会减少。

WHO的评估结论是,成人对磷元素的每日最大耐受摄入量为70 mg/kg体重,这包括了食物中天然的磷和食品添加剂中的磷,当然也就包括可乐中的磷酸盐了。这意味着假如体重65 kg,每天摄入4 450 mg磷,不会有健康问题。每天喝3罐可乐,也就是12 mg磷,与每天4 450 mg的耐受量相比,简直是"毛毛雨"啊。

当然，世界卫生组织也特别强调，这一估算的前提是膳食中有充足的钙，如果是高钙饮食，对磷元素的容忍度还会更高，反之亦然。

需要指出的是，磷也是人体必需的元素之一，根据中国营养学会的数据，成人的磷适宜摄入量是 1 000 mg，耐受量为 3 500 mg。由于大多数食物都含有磷，所以很少有人会缺乏，比如 2000 年的一个数据表明中国人平均每天摄入的磷是 1 183 mg，也就是说喝 3 罐可乐摄入的磷占每天摄入总量的 1%。所以说，可乐里面的磷酸盐和骨质疏松并没有多大关系。但是可乐确实不是什么健康饮品，因为可乐碳酸饮料口感酸爽，长期习惯喝碳酸饮料的人会无形中减少牛奶、豆浆、酸奶、矿物质水等饮品和正常饭食的摄入，减少了钙质、益生菌、氨基酸、蛋白质和矿物质微量元素的摄入，有可能会间接影响骨量积累。

补钙会补出肾结石吗

很多人会有疑问，补钙会不会导致肾结石的发生？补钙与肾结石的关系大不大？这可得从头来说了。

先来看看肾结石的成因。肾结石是在肾脏内形成的由矿物质和酸性盐所组成的小而坚硬的矿物质沉积物。按结石成分可分为草酸钙结石、尿酸盐结石、磷酸钙结石等，其中草酸钙结石最常见，占 71%～84%。

补钙会得肾结石？有学者做过研究，他们选择了 4 万多名

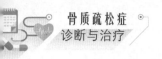
女性,分为 2 组:一组补钙,一组不补钙。最后竟然发现不补钙的人比补钙的人,肾结石的发病率增高了 17％。因为结石多与高钙尿症、高草酸尿症及尿中抑制结石晶体不足有关,而我们补充的钙剂多为碳酸钙,但肾结石大部分是草酸盐结石,众多专家认为补钙不但不是导致结石产生的主要原因,适量补钙有助于刺激血钙自我调节,让已有的钙继续静静地待在骨头里发挥作用。

因此,适量补充碳酸钙还可以减少肠道对草酸盐的吸收,其实是可以预防结石发生的。当同时摄入钙剂与食物中的草酸,能在肠道内(而非肾脏中)结合,抑制草酸的吸收,降低尿液中草酸的含量,并通过粪便排出体外。

正常人体内的血钙浓度是处于动态平衡状态,补钙也不会造成体内的血钙浓度异常升高。一般在人血白蛋白严重降低的情况下(如恶性肿瘤患者),血钙浓度才会发生异常变化,所以血钙异常并不是引起肾结石的主要因素。草酸浓度过高是肾结石发生的罪魁祸首,即使在无外源性补充钙剂的情况下,体内过高浓度的草酸也会和骨释放的钙离子结合,易发生肾结石。

如何正确补钙

《中国老年骨质疏松症诊疗指南(2018)》指出:钙剂和维生素 D_3 为骨健康基本补充剂。充足的钙摄入对获得理想骨峰值、减缓骨丢失、改善骨矿化、维护骨骼健康十分有益。

正确补钙,预防肾结石,应至少做到以下三点。

1. 选择适当的钙剂服用,如选择碳酸钙、枸橼酸钙、柠檬酸钙等,可置换草酸钙中的钙离子,减少肾结石的发生。

2. 补充充足的钙剂,充足的钙可以预防肾结石的发生、延缓肾结石的加重,成人每日摄入钙的含量应满足 800~1 000 mg,包括食物及服用外源性的钙剂。

3. 改善生活习惯,增加运动,适当调整饮食结构。比如白天可多饮水,并定期做泌尿系超声检查。

合理的补钙不仅不会得肾结石,相反还有预防肾结石形成的作用,这是因为补钙过程中肠道内多余未吸收的钙与食物中的草酸成分结合形成不吸收的草酸钙,直接排出体外,阻止草酸被肠道吸收,从而减少体内草酸的浓度,降低草酸钙肾结石形成的风险。而肾结石患者建议在补钙前或者补钙中监测尿钙,如果尿钙水平升高了,则不建议补钙。如果不清楚肾结石的成分,肾结石的患者选择柠檬酸钙是比较安全的。

怎样选择钙剂

很多人都喜欢问医生,补钙时,到底是选择钙片、胶囊,还是液体钙? 其实这些只是钙剂的形式,对补钙的效果并没有决定性作用,我们更应该关注的是钙的种类。

钙剂有很多种类,每种含钙量不一样。钙剂按来源分为天然钙剂和人工合成钙剂,而人工钙剂主要分为 2 种:①无机钙,如

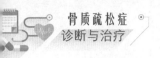

碳酸钙、磷酸钙、氧化钙等;②有机钙,如柠檬酸钙、葡萄糖酸钙、醋酸钙等。不同钙剂含钙量是不一样的:碳酸钙含钙量最高(40%)＞醋酸钙(25.34%)＞乳酸钙(13%)＞葡萄糖酸钙(9.3%)＞柠檬酸钙(8%),每种钙都有它存在的意义,有它相应适合的人群。购买钙剂的时候,请仔细阅读说明书中钙剂的成分,对照下面的解读选购适合自己的钙剂。

对于成年人群体,大多数人可以碳酸钙,碳酸钙含钙量高,可在胃酸中溶解,吸收率高,价格也比较实惠,对于胃肠道消化吸收功能正常的成年人来说,是最好的选择。

老年人及有消化不良、慢性胃炎、胃酸缺乏的人可以有机钙(柠檬酸钙、葡萄糖酸钙、醋酸钙等),这部分人不建议选择碳酸钙的原因在于,碳酸钙在代谢过程中会消耗胃肠道内一些水分,可能会出现恶心、习惯性便秘等情况,而有机钙如柠檬酸钙、葡萄糖酸钙、醋酸钙等在消化吸收的过程中,不需要过多的胃酸帮助钙溶解,对胃肠道的刺激更小、胃肠道的反应更低。

肾结石患者建议选择有机钙(尤其是柠檬酸钙),有机钙类的柠檬酸钙、醋酸钙都适用于肾结石患者,其中柠檬酸钙尤其推荐,补钙的同时还能达到抑制肾结石产生的效果。

糖尿病患者除了葡萄糖酸钙,其他钙都可以选择,葡萄糖酸钙含葡萄糖,用这个补钙可能导致血糖升高较多。

儿童钙这样选择钙剂:由于儿童的胃肠道还在发育中,消化吸收功能不如成年人,口服补钙建议选择成分单纯(一种钙剂)、纯度高(添加的其他成分尽量少)、易吸收的钙剂,不建议选择复合钙(2 种以上的钙盐＋各种维生素等)。

吃得咸对补钙有什么影响

口味重、盐吃得多是会影响补钙的效果,因为钠的摄入量与尿钙有着很大的关系,据资料显示,肾脏每排出 2 300 mg 钠(相当于 6 g 盐),同时就会损失 40～60 mg 钙。一些有关高血压的研究也提示,钠摄入量高,不仅是升高血压的因素,也是促进人体钙流失和提高肾结石风险的因素。所以,吃咸的人自然摄入了过多的钠,就会影响钙的吸收。

我国居民食盐摄入量(平均超过 9 g/d)远远超过 WHO 的推荐值(5 g/d),北方有些地区甚至高达 12～18 g/d,而钙的摄入量(接近 400 mg)却只有推荐值(800 mg)的一半,钠盐摄入过多所带来的骨钙流失问题不可忽视,所以要做到"少吃盐＋多补钙"。

豆制品比肉类更有利于骨骼健康吗

在评价食物蛋白质对补钙的贡献时,不妨使用"钙/蛋白质"这个指标。对于乳制品摄入较低的中国人来说,豆制品是膳食中钙的重要来源。肉类食物虽然富含蛋白质,但钙含量普遍很低,比如牛肉含钙量仅为 23 mg/100 g。大豆制品中的黄豆含钙高达 191 mg/100 g,远远高于肉制品。

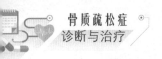

　　黄豆做成豆腐的过程中,还要加入卤水或石膏,能增加钙镁元素含量。而且黄豆中含有的镁、维生素 K 和大豆异黄酮,可有效提升钙的利用率,减少钙流失风险。所以,多吃豆制品有利于骨骼健康。

乳制品越吃越缺钙的说法可靠吗

　　对比中西方的研究结果能发现,在钙的基础摄入量已经很高的西方国家,乳制品的摄入量和骨密度之间并没有明确的相关性,但就我国的实际情况而言,增加来自乳制品的钙有利于改善骨骼健康。

　　如果能够增加高效利用的乳钙,把乳制品摄入量提升到每日 250 mL(以牛奶计算),在不过度增加蛋白质和饱和脂肪摄入量的同时,对提升国人的骨质密度峰值有益无害。所谓乳制品中的蛋白质促进钙流失的说法,毫无疑问是错误的。

吃素食一定会减少钙流失吗

　　研究发现,吃素食并不意味着尿钙流失一定低于食肉者,素食者如果吃的是精制谷物,其中钙含量非常少,而且钾、镁摄入量不足,也会降低食物钙的利用率。

　　如果素食者不注意营养平衡,优质蛋白质摄入不足,室外活动少而且没有注意补充维生素 D,反而会降低钙的生物利用率。一些研究发现,纯素饮食者的尿钙流失量并不低于吃肉的杂食者。

多吃水果能减少钙流失吗

有流行病学研究表明,膳食中摄入水果较多的人,在同样的热量和蛋白质摄入水平上,骨密度较高,青少年出现骨折的风险也减少。

研究者认为,水果中富含钾元素,可能有利于减少尿钙排出量,而维生素 C 也是促进钙吸收的因素之一。多吃水果有益,是在不减少豆制品、奶制品和绿叶蔬菜摄入量的前提之下,水果本身含钙较少,不能用来替代钙的主要食物来源。

多吃醋会导致骨钙溶出而流失吗

这个谣言的来源可能有两个:一是"酸性体质"的说法,认为凡是酸的食物都不利于健康;二是醋能溶解碳酸钙沉淀,就认为醋也会把骨钙溶解。实际上,醋能够帮助胃酸偏少的人把食物中的不溶性钙变成离子状态,有利于钙的吸收。且老陈醋本身就含有较高的钙,按食物成分表数据,醋的含钙量为 125 mg/100 g,可与牛奶相媲美。还有研究发现,在膳食中用醋酸盐和碳酸氢盐来替代氯离子,可以显著减少尿钙的损失。少吃些盐,多吃些醋,对提高钙的利用率是有帮助的。

熬夜会导致骨质疏松吗

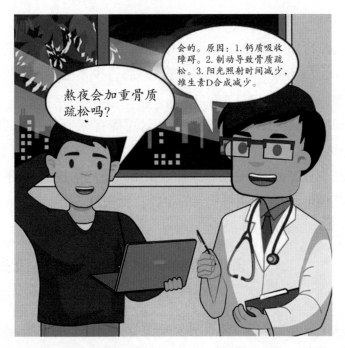

经常熬夜是有可能会导致骨质疏松的,原因主要有如下几个:

1. 可能在熬夜的过程中造成了钙质吸收的障碍,比如患者在经常熬夜的过程中,会造成胃肠道功能的减弱,继而导致钙质吸收受阻。除此以外,患者在熬夜时往往会喝一些浓茶、咖啡之类的饮料,这些饮料会直接促使钙质的吸收出现问题。

2. 经常熬夜有可能会由于长期的制动导致骨质疏松,比如在熬夜时患者会一直坐着,而在熬夜之后,患者会较长时间在床上睡觉休息,这样就会使患者的骨骼长期得不到外力的刺激,继而逐步的产生骨质疏松。

3. 长期熬夜,使患者会不能经常接受太阳光的照射,此时会导致维生素 D 的合成受阻,继而诱发骨质疏松。

防治骨质疏松症是否宜静不宜动

骨折是骨质疏松症患者最严重的常见并发症。有些老年"骨松"患者因为担心活动时不小心会发生骨折,因而不敢多活动,更不敢去户外锻炼,这种做法并不可取。

我们知道,保持正常的骨密度和骨强度需要经常的运动刺激,缺乏运动就会造成骨量丢失,体育锻炼可以有效防治骨质疏松症,特别是在户外阳光下活动,还可以促进皮肤合成维生素 D。如果老年人因为担心跌倒造成骨折而不去锻炼,势必会加重骨质疏松,而且随着肌肉力量减退以及身体协调能力下降,反而更容易跌倒造成骨折。

美国运动医学会建议骨质疏松症患者进行适当锻炼(如步行、健身跑、负重训练等),每周至少应进行 2 次,每次 1 h。这样通过运动增加肌肉力量,来保护骨骼健康,从而减少骨折的机会。即使已卧床不起的骨折患者,也应该经常让家人把自己推到户外,晒晒

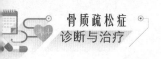

太阳,在家人帮助下让肢体进行被动活动和锻炼。

患了骨质疏松症并不是不可进行运动,而是需要根据患者情况制订适宜的运动量以及运动项目,适当锻炼能够有效缓解骨质疏松症的发展。但是如何正确地锻炼需要专业的医务人员进行指导。

什么运动可以预防罹患骨质疏松症

在 30 岁之后要增强运动锻炼意识,特别是女性更要有意识地去户外进行运动。

尽量选择对膝关节负荷少的运动,如游泳、慢跑、散步等,除此之外适当进行哑铃或杠铃等负重锻炼也能够有效预防骨质疏松症。

男性也可以进行球类运动,包括足球、篮球、排球等,但是在进行球类运动的时候要避免运动性的损伤,老年人要选择舒缓一些的运动,如散步、太极拳等。

此外,还建议大家年龄到 45 岁时,就定期检查骨密度。无论从哪个方面考虑,预防都要比治疗更加重要。

哪些锻炼方式有利于保护骨骼健康

一些骨质疏松症患者害怕运动可能造成骨折,实际上,适当与适度锻炼有助于预防骨质疏松。

有利于保护骨骼的健康锻炼方式包括以下 3 种。

1. 有氧耐力运动:如慢跑、快走、踏车、登台阶等,可直接起到刺激骨形成和抑制骨吸收的作用;增强背部、臀部和腿部的肌肉力量,使骨骼能更合理地支撑身体重量。

2. 肌力训练:以杠铃、哑铃为代表的有氧运动和抗阻力而不发生移动的等长运动,以及需要专用设备的运动,有助于加强手臂和脊柱肌肉的力量,减少骨骼内矿物质的流失。

3. 平衡和灵活性训练:如体操、舞蹈、太极拳、游泳等,是预防跌倒、防止髋部骨折的重要运动方式。

骨质疏松症患者锻炼时需要注意:

1. 要根据个体不同年龄、健康状况、体力和运动习惯等掌握活动量。开始运动要缓慢进行,若感到不适应立即调整。

2. 掌握好呼吸和动作节奏,呼吸要自然充分,不要憋气。不要过分低头甩头,动作上下起伏不宜过大。运动时掌握好身体重心,防止失重跌倒。

3. 运动量不要超过自身的承受能力,以防发生意外。

4. 锻炼时衣物、鞋帽应舒适、宽松。

5. 运动强度以微汗、舒适,第二天不疲劳为宜。

预防骨质疏松症,需要从小抓起吗

骨与其他组织一样,时刻不断地进行着新陈代谢,由此旧骨不断破坏,新骨不断形成,也就是医学上所讲的"骨吸收"和"骨

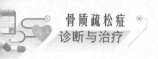
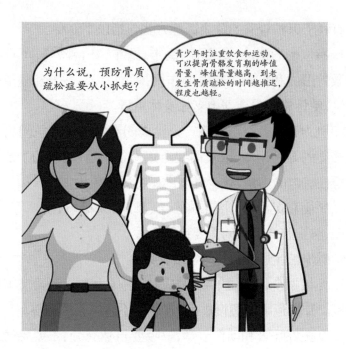

形成"。

　　从出生到青年期,骨的形成大于骨的吸收,使得人体内骨量逐渐增多,人体在30～35岁骨量达到最高峰值(即骨峰值),此后一段时期,骨的形成渐渐小于骨的吸收,也就是骨量会慢慢地减少,尤其是女性在绝经后的5～10年,由于雌激素锐减,使得骨量流失大大增加。

　　如果在青少年时就注重饮食补钙并坚持适量的运动,就可以最大程度地提高骨骼发育期的峰值骨量,峰值骨量越高就相当于人体中的"骨矿银行"储备越多,到老发生骨质疏松的时间越推迟,程度也越轻。

　　所以,预防骨质疏松症,必须从小时候抓起,在年轻时期获得理想的骨峰值,为将来预防骨质疏松打下一个良好的基础。如果进入中老年以后才开始补钙及锻炼,预防效果往往会大打折扣。

老年人防治骨质疏松症,是否为时已晚

对于骨质疏松症,只要及时发现及时进行治疗,就可以尽早减缓骨量的丢失。

很多老年人觉得发现骨质疏松再进行治疗已经没有效果了,这种想法是不正确的,一旦确诊为骨质疏松症,更应该积极配合医生进行治疗,减缓骨量的丢失,遵医嘱服用相关的药物、注意饮食、规律的锻炼、改变不良的生活习惯,就有可能减少骨质疏松症的并发症以及骨折的发生。尤其是要减少骨质的进一步流失和骨密度的进一步下降。

30 岁以前是不是不用担心骨质疏松的问题

通常来讲,在 30 岁以前很少会发生骨质疏松,但是这里指的是原发性骨质疏松,这是人体自然衰退的现象。还有一种类型是继发性骨质疏松,即使是年轻人也会得,比如长期饮酒者、糖尿病患者、长期服用激素者、甲亢患者等。因此,有上述情况的年轻人就要更加注意,尽早预防。

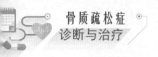

女性生完孩子之后体内的钙就会流失一半，这种说法对吗

这个说法是不对的,因为目前没有人能够提供科学研究依据证实这一说法,而且很多女性一生中不是只生一个小孩。

但是孕妇需要通过钙剂、奶制品等来补钙,预防骨质疏松。

骨质疏松症的预防从哪几方面进行

人们各个年龄阶段的生活方式都与其成年后骨质疏松的发生有关系。因此,骨质疏松症的预防应从以下几方面进行。

1. 饮食方面:在骨质疏松症的防治过程中,饮食占有重要地位。首先,需要对饮食结构进行有效控制,建议大家多吃含钙丰富的食物,同时也要补充一定量的微量元素。

2. 生活习惯:想要有效预防骨质疏松症,养成良好的生活行为习惯是必不可少的。首先,在日常的生活中要控制饮酒量,特别是老年人,喝太多酒不利于其骨骼的新陈代谢,从而加速骨质疏松的发生。其次,不可喝过浓的咖啡,喝太浓的咖啡不但会增加尿钙排泄,同时还会影响人体对钙的吸收,增加骨质疏松症发病率。老年人的饮食习惯要尽量清淡一些,少吃腌腊及辛辣刺激食物、少盐,可适量饮茶。平常注意保持正确的坐姿、站姿和行走姿势。最后,保持作息规律,充足规律的睡眠有助消除疲劳,提高抵抗力,而不规律睡眠容易造成骨质流失,故预防骨质疏松应保持作息规律。

3. 运动锻炼:适当的户外活动和日照对预防骨质疏松症非常重要,有助于骨骼健康。运动不仅可以预防因不运动引起的骨量丢失,还可以改善肌肉不足和增加身体的灵活性,从而减少跌倒的发生。美国运动医学会推荐的骨质疏松症预防运动方案有力量训练、健身跑和行走。每周至少进行两次训练,每次 1 h。

4. 补钙:钙的摄入可减缓骨的丢失,改善骨矿化。骨的生长达到高峰后,随着年龄的增长,骨的生长开始下降而骨的丢失开始增加,所以,补钙是预防骨质疏松症有效的方法。中国营养学会对绝经后妇女的每日钙摄入量推荐为 $100 \sim 1\,200$ mg,一般情况下我们每天从饮食中获得钙约 400 mg,因此平均每天应补充钙量为 $500 \sim 600$ mg。钙片通常在饭后服用,因饭后胃酸增加有利于钙的吸收。

5. 补充维生素 D:老年人单纯补钙并不能使骨量停止减少。因为钙的吸收需要维生素 D 的参与。维生素 D 能促进钙的吸收、对骨骼健康、保持肌力、改善身体稳定性、降低骨折风险都有意义。我国成年人推荐剂量为 400 IU/d,≥65 岁的老年人因缺乏日照以及摄入和吸收障碍常有维生素 D 缺乏,推荐剂量为 600 IU/天,骨质疏松症防治推荐剂量 $800 \sim 1\,200$ IU/d。由于人们在日常饮食过程中所摄入的维生素 D 并不充足,而活性维生素 D 能够通过皮肤接受阳光紫外线的照射合成,所以要引导老年人多晒太阳。晒太阳是利用日光进行的一种锻炼,能够促进

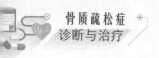

体内活性维生素 D 的生成。

6. 骨密度检查:每年进行一次骨密度检查,对快速骨量减少的人群,应及早采取预防骨质疏松症的对策。可主张在妇女绝经后 3 年内即开始长期雌激素替代治疗,同时坚持长期预防性补钙,以安全、有效地预防骨质疏松症。

7. 药物及手术治疗:对退行性骨质疏松症患者应积极进行抑制骨吸收、促进骨形成(活性 Vit D)的药物治疗,还应加强防摔、防碰、防绊、防颠等措施来做好骨质疏松症预防。对中老年骨折患者具备手术指征的应积极手术,实行坚强内固定,以免患上废用性骨质疏松。

老年人跌倒了怎么办

如果有中老年人不慎发生摔倒后疼痛无法站立,不要惊慌,家人应尽已所能在第一时间作出正确判断:如果怀疑是骨折的,尽量不要搬动疼痛的肢体或自行观察,应首先拨打 120 求救,或去就近医院求救医生,因为中老年人发生骨折,如果处理不当,往往会带来严重的后果。

老年骨质疏松性骨折最常见的是髋部骨折和腰椎骨折,其治疗相当复杂。若采取保守治疗,需长期卧床,老年患者不仅生活不便,还容易引起坠积性肺炎、压疮和血栓等并发症。若采取手术治疗,则可尽快恢复功能,尽早进行康复锻炼。但是由于老年人基础伴发疾病多并且普遍患有骨质疏松症,术中麻醉风险较大,术后内固定物容易发生松动,并发症很多。因此,老年骨质疏松性骨折的治疗较年轻人骨折治疗更加困难,效果也更不理想。

退休后的中老年人,建议定期检查骨密度,及早了解自身骨矿物质含量,一旦发现有骨量减少或骨质疏松,要在医生的指导下进行治疗,这将大大降低日后发生骨折的可能。

不幸发生脆性骨折的老人,在医院接受恰当的治疗和随访后,应注意通过营养、药物加锻炼等手段,防止再次骨折。预防骨质疏松症是所有老年人必须关注的问题,尤其是上一代亲属患有骨质疏松症或发生过骨质疏松性骨折,更需要关注和预防。

老年人如何避免跌倒和预防骨质疏松性骨折

导致老年人容易跌倒的主要原因是肌肉减少以及神经系统控制能力下降,这使得老年人步伐速度慢、步幅短、抬不高,从而行不稳、易跌倒。老年人除了骨量的流失,人体肌肉也在不断减少。人类25～35岁肌肉就开始退化,中年之后退化速度加快,而且上肢比下肢退化得更快。到80岁的时候,大多数人损失了30%的肌肉。肌肉减少导致老年人在失去平衡的情况下,难以马上通过不同肌群间的协调来找到新的身体平衡,从而导致跌倒。

据美国疾病控制中心报道,95%以上的髋部骨折由跌倒引起,这意味着不跌倒将会避免95%以上髋部骨折的发生。随着年龄的

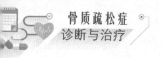

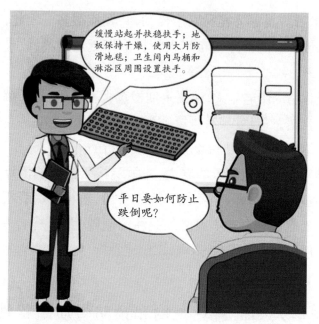

上升,跌倒的发生率也逐年增加。防止老年人跌倒还有以下要诀:
久坐后站起时,应缓慢站起并扶稳扶手,避免体位改变引起直立性
低血压而跌倒;有心脑血管疾病的老年人,应按时服药,密切监测,
定期随诊;室内地板应保持干燥,用大片防滑地毯替代小面积的垫
子,灯具足够明亮;室内要有通畅的行走空间,电线靠边、桌椅居中
放置,墙边过道都加扶手;卫生间过道宜设置感应开关,晚间不用
开灯就有充分照明;卫生间内马桶和淋浴区周围全设置扶手,必要
时去掉门槛;雨雪天尽量少出门,避免滑倒。

(王明海、王军、余月明、费文超)

居家环境篇

为什么骨质疏松症患者的居住环境需要进行改造

在谈论骨质疏松症患者的住宅改造时不能回避"适老化"改造的概念,因为骨质疏松往往和老龄结伴而来。大部分"适老化"改造的建议同样也适应于骨质疏松症患者的需求。正如许多老年人不服老一样,许多骨质疏松症患者也不愿承认自己的疾病,不愿接受自己被划入高危人群的范畴。这需要家人子女的充分解释帮助。

事实上,每个人,或者说每个家庭,每到达一定阶段都会因为生活模式的改变而出现住宅环境的改造需求,从独立居住到两人世界、三口之家,或是和父母同住,不同的家庭对居住环境的需求必然是不同的,所以对"适老化""适骨松化"住宅改造的质疑是站不住脚的。

骨质疏松症患者对住宅设计有哪些需求

人的住宅是随着生活不断衍化的,骨质疏松往往是伴随老龄化而出现的,随着年龄的增长,儿孙满堂的老人渐渐地丧失了

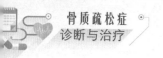
独立生活的能力,因此其居住环境设计首先要考虑独立性需求。

女性一般 50 岁后逐渐绝经成为骨质疏松高风险人群,男性骨质疏松的造访会有少许延后。随着社会发展和人们生活水平的提高,大部分人在 65 岁时尚且身体安泰,活动自如,但骨质疏松已悄然而至,此时的骨质疏松症患者尚未直面病痛的压力,更明显的缺乏的是情感上的支持,子女不在身边,宠物往往是老年人寻求情感慰藉的选择,这是骨质疏松老人的情感上的需求。考虑老年骨质疏松人群在照顾宠物活动中的隐患,可以以电子宠物作为替代品,以减轻照顾的压力。

通过智能家居改善骨质疏松老年人的生活环境,减小意外发生的概率,这即是智能化需求。

骨质疏松症患者的住宅改造包括哪些方面

"适老化"和"适骨松化"住宅改造必须围绕实际的生活环境,骨质疏松老人们的生活环境主要有两种:一是普通家庭住宅,一是养老机构。两者作为住所的功能性不同,但需要考虑的改造思路是类似的。

我们整体上需要考虑整个住宅的通风、采光、布局、装修设计风格,按功能区域可以把一处住宅分为门厅、起居室、卧室、餐厅、厨房、卫生间及其他空间,而更细致地考虑我们还要设计各类设施、家具、电器的选材、位置、组合方式等方方面面。

居住环境的视线影响会给骨质疏松症患者带来什么问题

举个例子,老人在厨房,这时入户门开了,虽然他可能猜到是谁,但依然想探头去看看。这样扭头、转身、探看等一系列行为对于老人不是很灵便的身体来说,很容易发生摔倒、碰撞等情况。而摔倒对骨质疏松症患者来说是骨折的高危因素,为了避免这样的情况,应该在住宅改造中注意设计,减少视线的保障。

如何在住宅改造中保障视线的安全

为了解决骨质疏松症患者和老人对外界信号响应时身体跟不上预定动作而容易发生摔倒等意外情况,我们应该对这类人群的住宅进行相应的改造。可以通过在非承重墙加装窗户或是玻璃隔墙,或者选择合适的位置增加镜面,以折射等方式来减少老人在响应时发生的突然动作。

骨质疏松症患者的居住环境中照明因素有何特点和危险

一般来说,老人们都有节约的习惯。例如,在有些昏暗的房

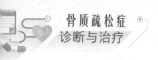
间里,即便他们有骨质疏松症或者其他疾病,但是依照他们的习惯,还是会尽量减少开灯时间,必须开的灯他也会想办法换个低亮度的灯泡以达成节电目的。所以,当老人身处昏暗的卫生间或采光不好的厨房等光线较弱的空间时,因视线不清而导致的摔倒、碰撞的概率就大大提高了。

针对不愿开灯的老人如何在住宅改造中保障足够的照明

将非承重墙体更换为透光材料,以增加昏暗空间内的光线;通过安装感应照明设备改善他们自己去开关灯的习惯(比如在走廊和卫生间安装声控灯、感应灯)。

居住环境的声音影响会给骨质疏松老人带来什么问题

对老年人或是独居生活的人来说,声音的存在既是安心的信号,也是骚扰的源头。突然的响声容易造成惊吓,导致摔倒,而摔倒对骨质疏松症患者来说是骨折的高危因素。在居住环境改造中要将声音传播控制在合适的程度,在可以确认安全的同时又能避免骚扰。

如何在住宅改造中控制声音的传播 ⊙―

　　老年人喜欢安静的环境,如果住的房子靠近马路等嘈杂的地方,可以在做门窗的时候选择隔音效果好的门窗,如断桥铝门窗甚至系统门窗,这样可以改善睡眠和休息质量。

　　年纪渐长后许多老年人睡眠变浅,少许动静都会导致起夜。老夫妻之间如果其中一方对声音敏感,常常需要分床或分房睡,避免因为打呼噜、翻身、起夜等声响而互相影响睡眠质量。对分床或分房睡的老夫妻,如果位置紧邻可以开一个小窗联通彼此,或是加个按铃;如果分房不紧邻,可以通过安装电话或其他呼叫设备,既方便发生意外时互相呼叫知晓,也可以避免因无意中造成的巨大响动而惊扰到对方,还可以约定一个明示性的信号使对方安心,避免在夜间为查看对方情况摸黑起床而造成意外发生。比如:晚上老先生翻身时物品摔落在地发出响声,隔壁房间的老太太因此惊醒,老先生马上连按两下墙上的呼叫铃,这是双方约定的代表安全无事的信号,老太太听见后便不需要为了确认老先生有没有从床上摔落而特意赶来。

什么是无障碍设计 ⊙―

　　无障碍设计是由有自身残疾的美国建筑师罗纳德梅斯提出

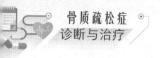
的,其在"国际残障者生活环境专家会议"中提出:最大限度地在可能范围内,做不分性别、年龄与能力,适合所有人使用方便的环境或产品设计。无障碍设计旨在通过对有关人类衣食住行的公共空间环境的设计,来打造一个充满人文关怀、无障碍的现代居住环境,创造性地为老年人解决生活中所面临的居住环境问题。

无障碍设计所针对的重点是残疾人和老年人。一般无障碍泛指行为无障碍,服务对象为下肢残疾、盲人,多考虑行动无障碍设计;而老年人无障碍设计是从行动无障碍、感官无障碍、心理无障碍、社交无障碍四个方面来进行有针对性的细节设计。

如何在骨质疏松症患者住宅改造中
创造无障碍环境

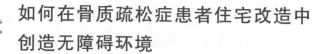

住宅改造中的无障碍设计主体部分是构建行为无障碍环境,最大可能减少骨质疏松症患者跌倒受伤的可能。

(1) 没有台阶、错层、沟沟坎坎的地面通行障碍,推拉门采用吊轨式。

(2) 通畅的动线,计算从 A 点到 B 点的最优化路线,不用隔断或使用活动式隔断。

(3) 比正常尺寸更宽的门,便于轮椅等通过。

(4) 比普通卫生间和厨房更宽的可活动区域。

(5) 防滑地面。

(6) 墙面阳角做圆角处理,墙面除扶手外无明显突出物。

(7) 家具也以圆角或流线造型为佳。

设计住宅中的坡道时,需要注意哪些细节

日常生活中,我们发现许多住宅的出入口、路缘、广场边缘等高差处存在无坡道或者坡道损坏严重等情况,尽管有些住宅在改造后增加了无障碍坡道或者升降台,但因管理问题而多半荒废。住宅公共活动场地铺地不平整,也没有轮椅辅助设施,活动场地细节处理不够,许多活动广场的铺地采用小块面砖,长期踩踏后表面凹凸不平,常常积水、磕绊,对骨质疏松症患者出行或活动造成危险影响。而有些场所尽管采用了较大的石材砖,但是防滑效果却很不理想,特别是在雨雪天气,更是威胁到骨质疏松症患者的安全。部分养老机构由于建造年代较早,没有考虑出入户的无障碍坡道或者无障碍电梯等设施的设置,使得出入极为不便,甚至有发生跌倒的危险。

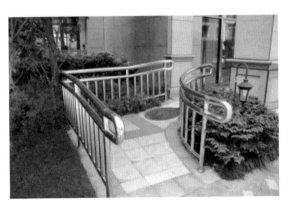

图 7 无障碍坡道

坡道设计是创造无障碍环境的重要一环,应遵循以下设计要点:

(1)节约用地,即不能因为单纯地追求形式美而使坡道过于曲折或冗长。

(2)顺应流线,应在从小区道路到单元出入口的步行流线上设置坡道,避免绕行。

(3)减少对视,避免人们在坡道上行动时与底层住户形成对视或产生噪声干扰。

(4)有胜于无,即便因空间所限无法采用适宜的坡度,也不应放弃设置坡道。

要改进坡道设计,坡道净宽不宜小于 1.50 m,坡道长度不宜大于 12.00 m,坡度不宜大于 1/12,过陡的坡度不仅使使用者体力消耗过大,也会增加危险性,当受场地条件所限而不得不采用较陡坡度时,应设置指示牌提醒使用者注意。此外在坡道的起点及终点,应留有深度不小于 1.50 m 的轮椅缓冲地带;在楼梯与坡道两侧离地高 0.90 m 和 0.65 m 处应设连续的栏杆与扶手。

坡道是帮助老年人克服地面高差、保证垂直移动的手段,要防滑并且坡缓,坡长超过 10 m 时,需要设置休息平台。坡道和台阶的起点、终点应当设置水平休息平台,同时根据具体情况设置扶手。

坡道的设计要从人性化的角度出发,应该结合建筑平面的尺度大小进行布置,因为坡道所占用的水平面积要比其他垂直交通多,因而在设计时根据平面的要求灵活应用。比如:在狭长的空间中,布置单向的折叠型坡道,以节省空间;在一些小空间的局部使用短坡道,以活跃空间气氛。

骨质疏松症患者的住宅改造中楼梯有哪些要注意的细节

骨质疏松症患者是跌倒高危人群,在使用楼梯过程中跌倒或是其他疾病的发生(如急性脑卒中、心肌梗死等)可能导致晕厥等可怕的后果,楼梯的设计一方面要考虑减少意外跌倒的可能,一方面也要考虑在意外发生后尽可能有利于救助实施。

楼梯间的宽度要比常规适当加宽,建议大于 2 650 mm,且提升休息平台的深度,一来利于救护车担架的通行,二来加装坐梯或升降平台有足够的空间盈余;楼梯前缘突出以圆角处理(突出不超过 20 mm),表面使用防滑材质,边缘下口抹圆角,避免绊

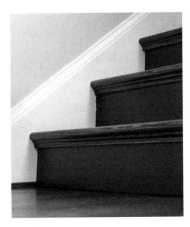 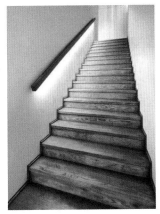

图 8　楼梯改造

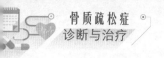

倒;楼梯采光,无论在顶面哪一侧安装照明都会形成阴影或炫光,采用低位照明容易辨识,效果更好,减少意外发生。

如何解决骨质疏松症患者上下楼梯的不便

一些行动不便的老人在上下楼梯时非常困难,带来的摔倒风险也是巨大的。可以替代楼梯的楼层移动方法主要有两种:垂直电梯和楼梯自动升降椅。垂直电梯的安装困难重重,且必须在建设初期就确立方案,因此楼梯自动升降椅的适用范围更加广泛。楼梯自动升降椅,又称座椅电梯、楼道电梯、爬楼椅等,安装使用后可以大大降低跌倒的风险,不仅是高龄老人、骨质疏松症患者、行动不便的人士上下楼梯的一种安全方法,更给予使用者可以轻松在楼层间移动产生的独立性,以及带来情感缓解的自由感。

升降椅的安装存在一定的限制,对于已经安装好的楼梯需要进行必要的拆除改造和安装,一般完整的造价在 5 万~10 万元,因此其推广存在一定的限制。

选购和安装升降椅时需要考虑很多因素,包括:

(1)合适的楼梯宽度及座椅深度,确保身高较高的乘坐者使用时膝盖下肢不会触及楼梯另一侧。

(2)合适的座椅高度,确保老年人能够安全地上下椅子,使用楼梯升降椅。

(3)弯曲的楼梯需要专门适配的价格更高的升降椅。

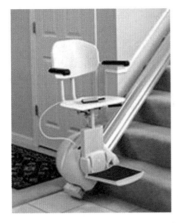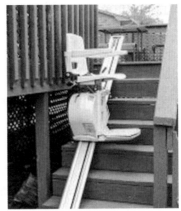

图9 楼梯升降椅

(4) 升降椅的滑轨必须直达楼梯的顶部和底部,以确保易于安装和拆卸。

(5) 升降椅最好配备有电池电源,保证当停电时老年人不会被困在楼上、楼下或中途。

(6) 升降椅的脚踏板和护栏最好有折叠功能,以保证其他人可以在正常使用楼梯时更轻松地通过。

(7) 旋转式的座椅在使用中更方便安全,也更易于安装拆卸。

(8) 升降椅配备有安全传感器,如果上下移动时有物体挡住,升降椅将会自动停止直到障碍物被清除。

(9) 升降椅应配备有电子或机械式的制动系统,保证其无法意外或快速下降。

(10) 升降椅的导轨是安装在楼梯踏板而非墙壁上,因此要保证楼梯处于良好状态。

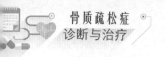

（11）如果使用者有慢性疼痛疾病，往往需要软启动和停止功能，相比快速震击启动要确保其可以舒适平稳的运行。

扶手对不同健康状况的骨质疏松症患者有哪些作用

骨质疏松症患者的生活自理能力大致可以分为能自理、轻度依赖、中度依赖、不能自理 4 个阶段。对所有人来说，扶手可以降低滑倒的风险以保障安全，手脚并用分散施力也可以使行动更加轻松舒适；对轻中度依赖的患者，除了安全与舒适，扶手最大的效用是帮助独自完成如厕、沐浴等行为，提升生活幸福感；对不能自理的患者，在很多护理场景下对象需要短时间地站立，在扶手的助力下护理人员的工作将会更加轻松。

哪些地方需要安装扶手

1. 浴室。对骨质疏松症患者或其他年老体弱者来说，站立洗澡这种姿势将全身的重力都压在两条腿上，体力消耗较大，身体易疲惫。坐着洗澡时，椅子承担了大部分身体重量，且重心稳、体力消耗较少，身体会感到比较轻松。坐下或站立起来，都需要扶手借力，可以避免滑倒的情况发生。进出浴室和卫生间时也需要扶手借力。喷淋装置附近应设有Ⅰ型的竖向扶手，下端高度与老人的腰部持平,帮助老人保持平衡;若有使用浴缸的情况,在浴缸侧也需安装相应的嵌入式助力扶手,防止老人在跨入浴缸或沐浴后起身时滑摔。

2. 厕所。坐便器边需设有 L 型扶手,另一侧搭配一字型渐起扶手组合使用,两侧均可支撑借力,方便老人起身。其中,L 型扶手的水平部分距地面 65～70 cm,竖直部分距坐便器前沿约 25 cm,上端不低于 140 cm;一字型渐起扶手平行于 L 型扶手安装。若老人身体到了保持坐姿也十分困难的程度,可在坐便器前再加置一个活动横向板供老人趴伏。马桶边的扶手高度应与人坐下后的肩膀高度相近,安装在马桶斜前方人可以轻松够到的位置。马桶旁边的扶手,方便老人便后助起。

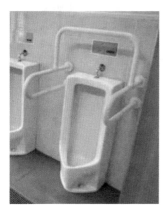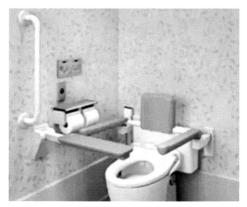

图 10　厕所扶手

3. 洗手池。当老人如厕结束需要洗手,或者日常需要洗手时,为了移动过程安全,站在洗手池边轻松,也可安装扶手。

4. 卧室。通过设置高度恰当、安装牢固的起身扶手可以大

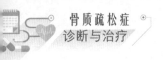

大提高老人日常起居的舒适性与便利性。

5. 楼梯。对于一些错层建筑的上下楼梯边也应带有立式扶手的设置才好,能保障长者上下楼梯时保持平衡。

安装扶手时需要注意哪些细节

扶手的设置应尽量连续,因为在扶手中断处,行走时身体姿势需要发生转变,老人容易因反应不及时而跌倒。为了使老人能够连续、安全的长距离前行,扶手应尽可能连续设置。

不同老人的惯用手和身体情况不尽相同,依靠左手或右手辅助行走皆有可能。扶手的两侧设计,能够最大限度满足不同老人使用扶手的需求。

扶手与连接件应满足相应的强度要求,有较好的耐强力和抗冲击性能。

常见的扶手分为一般可分为水平向扶手、竖直向扶手和 L 形扶手。其中,水平向扶手主要提供支撑力,防止老人前倾摔倒;垂直向扶手用于拖拽,帮助老人起身;而 L 形扶手兼具两者的优势。相比 L 形扶手,水平向扶手的固定件对手的平移会造成阻挡。

扶手的安装高度与大腿骨根部保持一致,距离地面 70～80 cm。在这个高度上,老人的手在自然下垂时可以轻松握住扶手,便于发力。此外,考虑到轮椅老人的使用,水平向可设置双层扶手。

水平向扶手的高度要求如图 11 所示。

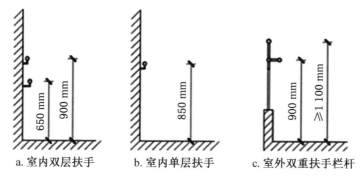

a. 室内双层扶手   b. 室内单层扶手   c. 室外双重扶手栏杆

图 11　水平向扶手的高度要求

L 形扶手及竖向扶手的高度要求如图 12 所示。

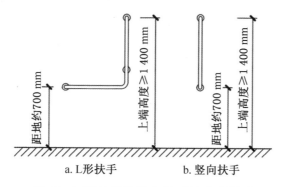

a. L形扶手   b. 竖向扶手

图 12　L 形扶手和竖向扶手的高度要求

扶手截面通常接近圆形,直径约3.5 cm。为增大扶手与手的摩擦力,防止滑脱,部分产品表面会做凹凸纹样处理。截面尺寸与距墙距离如图 13 所示。

端部敞露对老人并不友好,容易挂着衣袖或随手包;相比之下,端部朝向墙壁或向下弯曲更为合理。

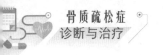

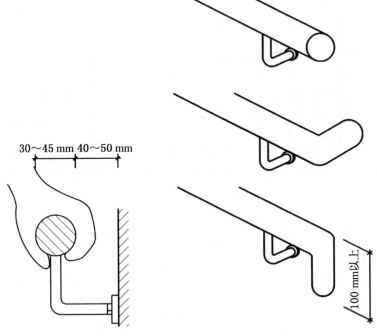

30～45 mm 40～50 mm

100 mm以上

图 13　扶手尺寸与距墙面距离　　　图 14　扶手端部

　　扶手起止两端应超过梯段至少 20 cm,最好与走廊连接在一起,让老人能在走上梯段之前握紧扶手,而不用向前探身去够扶手,减少安全隐患。楼梯两侧最好都设置扶手,若只在内侧设置,由于转角内侧空间较狭窄,且视线局限,为保证老人上下楼的安全,应同时在转角外侧设有扶手。

　　扶手外壳一般选用木质、尼龙或合成树脂的芯材,避免金属的冰冷触感。此外,安装在卫生间等潮湿空间内的扶手需要考虑材质的防水性能;扶手内管一般选用不易生锈、强度大的不锈钢管。

扶手在很多人的概念中是老人的必需品,但这点很惹老人反感,总觉得它的存在好像在不断地提醒自己老了。这种情况下要开发一些扶手的其他作用,让老人觉得这并不是专门给他们设置的。比如老年骨质疏松症患者一天中有将近一半时间都是在卧室中度过,因此,在保证老人安全的同时,还需考虑卧室氛围给老人带来的心理影响。卧室中需要设置扶手的地方包括出入口处、床头、沙发,卧室扶手可灵活地与家具设计结合起来,比如在靠墙位置设置一些台面高度在 80 cm 左右的家具(如鞋柜、床头柜)或层板,来代替传统意义上的扶手,这类隐藏扶手在为老人提供支力点的同时,还可搁置一些小的摆设或杂物,充分提高了空间的利用率。

门厅设计有哪些要注意的细节

门厅在住宅中所占面积虽然不大,但使用频率却较高。外出或回家时,要在门厅完成许多动作,例如换鞋、穿衣、拿钥匙、转换轮椅等。因此,门厅的各个功能须安排得紧凑有序,保证骨质疏松老人的动作顺畅、安全。除了这些基本活动需求外,门厅空间还应考虑接待来客的必要空间、护理人员的活动空间、急救时担架出入所需空间,并预留轮椅的通行及回转空间。老年人使用的门厅适合采用进深较浅的形式;宜有较长墙面布置鞋柜、鞋凳等家具;还应较为开敞,对轮椅的活动限制小。

1. 易开闭的户门:当平开门时,应考虑调节自动关闭装置,

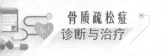

拉柄易于老年人使用,避免采用圆形拉柄。

2. 适当照明和易操作的开关:考虑换鞋和上下台阶,门厅具有足够的亮度,不应产生浓重的阴影部分。采用醒目的开关面板。

3. 扶手的设置:为了方便换鞋和上下台阶,应设置扶手,扶手的断面采用容易抓握的半圆形。

4. 台阶的处理:台阶上下采用不同材质和颜色,以便识别。

5. 户门门槛高度处理:户门门槛高度应控制在 20 mm 左右。

6. 潮湿的应对措施:防滑地面采用浸水后仍防滑的地面材料,地砖接缝不要太宽,设置伞立存放淋湿的雨伞。

7. 鞋柜的处理:可将鞋柜下部留出高度约300 mm 的空档放置常穿的鞋子,避免散乱在门厅的鞋子将骨质疏松老人绊倒。老人需坐姿换鞋,门厅应设置鞋凳,鞋凳旁150～200 mm 处应有竖向扶手,供老人起立及坐落时借力。

门厅的其他物品设置:门厅宜设物品暂放平台,台面高度850 mm,兼有供老人撑扶的功能。可放置穿衣镜,但为了防止轮椅碰撞,镜面下沿应高于地面 350 mm 以上;宜选用不易碎的镜面材质。门厅处常设防尘地垫,要避免厚度过厚或卷边,且不影响门户的开启和轮椅的行动。

厨房设计有哪些要注意的细节

厨房作为家居环境四大功能区域之一,是生活中不可缺少的部分。《老年人居住建筑设计规范》规定:老年人使用厨房的面积不应少于 4.5 m²,轮椅使用者的厨房面积应不少于 6 m²,供轮椅回转面积应大于 1.5 m²×1.5 m²;供老年人自行操作和轮椅进出的独用厨房,使用面积不宜小于 6.00 m²,其最小短边净尺寸不应小于 2.1 m。

目前受大众青睐且适合老人使用的厨房布置方式有两种:L 形厨房和 U 形厨房。L 形厨房开间小、进深大,适用于窄面宽、大进深型住宅,冰箱的开启不会干扰轮椅的旋转,布置时其通道宽度净宽不宜小于 1.5 m,同时为满足轮椅基本的活动需求,在洗涤池、灶台等操作设备前应有一个长约 1.22 m,宽约 0.76 m 的操作空间。U 形厨房作业流线短,作业面多,从效率的角度而言适合老年人和残障人,应确保 1.2~1.5 m 的轮椅回转空间。厨房应保证能够坐姿操作,操作台下部留空高度不小于 0.65 m,便于老人腿部插入,可升降的操作台面更佳。

厨房的各种设备都应遵循设计规范。《老年人建筑设计规范》规定:厨房操作台面高度不宜小于 0.75~0.80 m,台下净空高度不应小于 0.60 m,台下净空前后进深不应小于 0.25 m。台面宽度不应小于 0.5 m。同时,根据 15°工作原理(手臂与身体左右的夹角呈 15°时工作较轻松),操作台面宽度应以 0.76 m 为宜。常见的油烟机深度在 0.5 m 左右,为避免老年人使用操作台时额头碰到油烟机,老年人适用的操作台深度为 0.55 m。

提倡使用中部柜,洗涤池上方中部高度可设置沥水托架,便于洗涤后顺手放置餐具;炉灶旁的中部柜可用于放置调味品、常用炊具等。

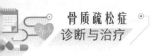
灶台是厨房中需要重点注意的器具之一,为了防止烹饪产生的热量或火焰对窗户或后挡板造成损坏,灶台与窗台间距应在 50 cm 以上。同时,为了避免使用水槽时水溅湿灶台,灶台与水槽的间距应不小于 40 cm。恰当处理灶台与周边空间的距离关系,不仅能够提高厨房活动的安全性,而且能够使操作者更加方便地进行烹饪活动。

水槽是厨房中直接与水接触的清洗用具,为避免老年人忘记关水龙头或者操作不当,引起水溢出或飞溅,应选用带溢水口的水槽。同时采用感应式水槽,当水槽中水位达到一定高度时,自动关闭水源或放水。此外,水槽是使用最频繁的厨房用具之一,在条件允许的情况下,应尽量将水槽置于窗前,使水槽部分可以自然光照明,不需要另外的光源,避免食物因其他灯光照明产生色差,影响老年人对食物状况的判断力。

橱柜是厨房的重要组成部分,根据位置不同可以分为地柜、吊柜。《住宅厨房及相关设备基本参数》中关于无障碍厨房的规定:地柜高度宜为 75 cm,深度宜为 60 cm。地柜台面下方净宽度不应小于 60 cm,高度不应小于 65 cm,深度不应小于 35 cm。《老年人建筑设计规范》规定:柜底离地高度宜为 1.4～1.5 m,轮椅操作的厨房,吊柜底面离地面高度宜为 1.2 m,深度在 0.25～0.30 m。吊柜顶面标高一般不高于 2.2 m,在高度为 1.4～1.8 m 的吊柜深度比操作台应退进 0.25 m,避免吊柜打开柜门时碰到老人的头部。老年人蹲下不便,地柜设置抽屉,不用下蹲即可使用。

良好的通风环境有助于改善厨房空间的空气质量,从而保障老人的身体健康。厨房的空气污染有 2 个来源:①燃料、烹饪产生的有害物;②室内空气不流通。选用太阳能或电等清洁能源来取代传统燃料,可以减少污染气体的排放。除此之外,创造良好的通风条件也是改善空气质量不可或缺的部分。厨房的通风条件可结合自然通风和机械通风两种方式,在厨房设置排风扇和油烟机的同时增设窗户的数量,以及时排出烹饪时产生的油烟和蒸汽,保证厨房空气质量。

老人视力逐渐衰弱,作业时对光照强度的需求高于常人。有关资料显示,60 岁的人需要的光照强度是 20 岁的人的 2.5 倍。所以,老年公寓厨房的采光水平,应是一般光照标准(根据住宅照明相关规范规定,厨房的整体照明度应为 50~100 Lux)的 2.5 倍,适合老年人的厨房整体照明度为 125~250 Lux。提升厨房光照条件的方式有 2 种:自然光照和人工照明。前者能够让人清晰地看清食物本身的颜色,不会产生错觉,便于对食物进行清洗。厨房中的窗户玻璃应该使用无色透明的平板玻璃,以便给予充足的自然光。除夜间需要人工照明外,当厨房空间自然照明不足时,也需要人工照明。所以厨房的人工照明应分为整体照明和局部照明 2 个层次。整体照明(比如安装在天花板上的扩散灯具)是为了满足整个厨房的照明需求,而局部照明(灶台、水槽处上方的强光灯)是为了对厨房卫生和安全方面进行补充照明。

基于老年人记忆力差的生理特征,尽可能把老年人需要的东西都放置在他们的视野范围内。厨房内常用的调味品形态不一且种类繁多,若一一摆放在操作台上不仅占操作空间,而且难

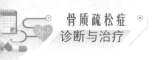
以分辨。所以可以为调味品(油、盐、酱、醋、味精、白糖、胡椒粉等)统一设计系列调味瓶,同时贴上标签以方便拿取。此外,锅、铲、勺等厨房工具也可以分类放置并挂在醒目的地方。

电源开关及插座应安装在使用者伸手可及的地方,避免老人弯腰;老年人视力较差,电源开关和插座应采用清晰醒目的色彩,与背景形成一定的对比;老年人手指灵活度较差,电源开关应采用宽体防漏电的按键开关;为老人选用带保护盖的电源插座,增加安全性。

骨质疏松症患者该如何选择餐桌

餐厅在老年人的日常生活中使用频率较高,一日三餐是老年人生活中十分重要的组成部分,而餐桌是餐厅里非常重要的设施。选购餐桌时,应注意它的舒适性、灵活性和多功能性。为了满足老人日常生活中不同活动对餐桌需求的变化,最好选择比较轻便、利于移动、相对小型、可分可合的餐桌。

餐桌不宜采用不锈钢桌与塑料椅子为一体式样的食堂餐桌椅,这种餐桌会让老人觉得寒冷,而且桌面也较滑,一些手脚不大方便的老人可能轻轻蹭就把饭盆给蹭翻了。此外,由于老人视力和反应能力不如年轻人,因此应避免使用透明玻璃等容易造成眩光且易碎的桌面材料。

注意餐桌的安全性设计,桌子转角处需采用圆角或者防撞材料,以防老人经过时不小心磕碰受伤。部分老人存在起身不

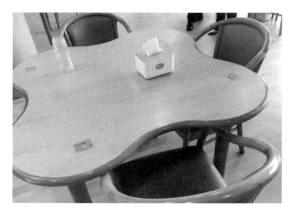

图 15　花瓣桌

便的问题,可以采用座位周边有围合的花瓣桌,方便老人起身时双手撑扶,但同时也应注意撑扶位置不能距离过远以致老人够不到。随着老人年龄的增长和身体功能的衰退,可能需要使用轮椅,因此老人餐桌下方应保证足够的空间使轮椅可以插入桌下,或者为轮椅老人留出用餐专座。

骨质疏松症患者该如何选择餐椅

餐椅的椅面和椅背的支架要足够有力,为老人的起身提供支撑力,但是表面有一定厚度的弹性层,使老年人坐起来感觉舒适。

餐椅的椅背及坐面采用布艺等易脏材质时,最好可拆洗,方便更换、清洁;不便更换清洁时,宜配有椅套。餐椅的椅背与坐面交接处容易积灰或者食物残渣,可留有一定缝隙便于清理。

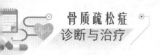

交接处不宜采用布艺、皮质等难以清洁的材质。

餐椅尺寸应考虑老年人的生理状态,根据老年人的身体结构进行针对性设计,兼顾稳定性与舒适性。扶手椅的设计上应该考虑到老年人需要经常更换身体姿势的要求,椅面加宽至500 mm 以上。椅背与座面设计应对脊柱有所支持。椅背依据人体脊柱的 S 形曲线重点对老人的腰部和颈部提供支撑,与椅面形成 95°～100°的背斜角。座深可适当增加至 400 mm 以上,方便老人增加不同软硬度的靠垫调节腰部的支撑。座高可适当提高,以椅面与膝窝相平为最佳,420～440 mm 为宜。椅腿应该在视觉上有稳定的安全感,较粗的结构带来稳定的感觉。前腿可比后腿略长,椅面稍倾斜,以得到 1°～4°的坐斜角,使坐姿更舒适。

供老年人使用的餐椅应该选用中高椅背且有扶手的款式,以帮助老人保持坐姿及站立。扶手应延伸至座椅前部,使老人在使用过程中方便借力。在餐椅的扶手端部可以采用圆角,弧度略向下倾,方便老人起身时撑扶借力。

一般情况下,在餐桌前坐下与站起时需要挪动餐椅,对于一些行动不便的老人来说是十分不方便的,甚至会因此而摔倒。一些臂力较弱的老人在拉动餐椅时有些费力,可在餐椅的脚部安装滑轮,且安装在前端更便于将餐椅拉出入座。可将餐椅脚部用弹性垫片垫起,以减小老人起身、餐椅后推时与地面间的摩擦阻力。

椅面带有倒弧能够帮助老人稳定重心、避免侧倾,但同时需要注意弧度不宜过大,避免造成转身困难。餐椅细部的构件要避免尖锐的造型,转角或连接处应抹圆角。老人常会携带手袋、布兜等物品,因此,餐椅的椅背端部可考虑设计为突起的圆头,便于挂置物品。

房门设计有哪些要注意的细节

房门的高度没有明确规定,一般房门高度在 2 000～2 400 mm;而考虑到轮椅使用者的进出,所以房门应保证有效净宽(门扇开启之后的门洞宽度)在 800 mm 以上。

厨房和卫生间门常见的开闭形式为平开式和推拉式,相较于平开门开启过程中会占用较多的空间,更多家庭会在厨房和卫生间采用小面积的推拉门设计。推拉门分为上下轨和单独上吊轨等不同安装方式,其中下轨凸起的门轨就像门槛一样会给老人进出带来不便,尤其是轮椅使用者。相比之下,吊轨门的轨道安装在顶部,解决了出入门口易被轨道所绊倒的诟病。除此之外,吊轨门的使用寿命更长,因为轨道安装在门上面,不经常接触到潮湿的地面就不容易被腐蚀生锈。

卫生间设计有哪些要注意的细节

卫生间是老年人住宅中不可或缺的功能空间,其特点是设备密集,空间有限,使用频率高,容易出现安全隐患。我们将卫

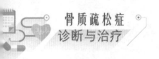
生间按照使用功能划分为如厕、洗浴、盥洗、更衣等几个区域。骨质疏松老人如厕、入浴时,发生跌倒、摔伤等事件的频率很高,突发疾病的情况较为多见。因此,在设计时,为老人提供一个方便、安全的卫生间环境非常重要。

卫生间的地面要选用防滑材质,比如哑光的地砖或者有纹路的地板。卫生间干湿分区也很重要,保证淋浴区以外的地面干燥,减少了在湿地面上滑倒的可能,也更清洁好打扫。如果卫生间太小,做不了干湿分离,尽量在容易湿的地方铺上防滑地垫。

淋浴区不推荐使用玻璃隔断,因为玻璃屏是硬性隔离,老人在里面倒下会增加救助难度,还会缩小淋浴空间。用半开放式或者开放式的卫浴间,用浴帘加挡水条进行干湿分离是比较方便的解决方法。同样的道理,卫生间的门应该设计成向外开,如果里面有人晕倒、摔倒靠在门上,向外开的门能大大缩短救援时间。

比起蹲便器,老年人更应使用坐便器,因为使用坐便器时身体重心较稳定。注意水箱应采用较大的扳手式冲水开关。宜设置智能便座,解决老人一系列清洁困难。考虑到一般操作在右边,故便坐的电源插座亦宜设在便器右侧,距地高度为 400 mm。老人使用的坐便器旁边应设 L 型扶手。扶手的水平部分距地面 650~700 mm;竖直部分距坐便器前沿约 250 mm,上端不低于 1400 mm。

骨质疏松老人在浴室内极容易发生意外跌倒,因此设置一个紧急呼叫器显得尤为重要。紧急呼叫器距地 400~1000 mm,

其位置安排应注意避免在使用扶手或拿取手纸时造成碰伤。为了让老人倒地后仍能使用紧急呼叫器,可加设拉绳,下垂至地面100 mm 处。

对老年人来说,方便进出的淋浴间比浴缸更实用,但站着淋浴又可能对老年人体力消耗比较大,解决方案是在淋浴间添置"淋浴凳",让老人可以坐着洗澡。如果淋浴房没有足够的空间也可以选用折叠式的淋浴凳,还可以选择使用坐式淋浴器。如果家里已经安装了浴缸,可以加装坐盖板,同样可以坐着淋浴。淋浴间或浴缸旁边墙面最好装上扶手。横杆扶手高度一般做到850 mm,站立者、轮椅使用者和儿童都能方便地使用这个高度的扶手,竖杆扶手高度应匹配老年人的身高。一些不服老的老人会很排斥扶手,家人可以让他们把扶手当成毛巾杆以改善接受度。

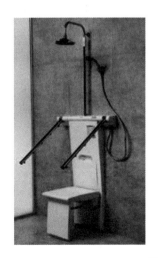 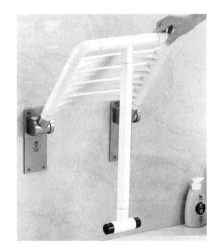

图 16　淋浴凳

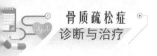

手纸盒通常宜设置在坐便器前侧方,保证老人伸手可及,避免其动作幅度过大。可设能存放 2 个卷纸的手纸盒,便于提醒老人及时补充手纸。

卧室设计有哪些要注意的细节

卧室对老年人来说,除了是睡眠的场所外,通常还被视为是晒太阳、谈话等休闲活动的重要场所。晒太阳对骨质疏松症患者也有重要的积极作用,尤其对坐轮椅老人或者瘫痪老人来说,卧室几乎是他们日常活动的主要场地。关于骨质疏松老人住宅中的卧室设计有以下注意要点。

卧室的空间设计要考虑适宜的面宽和进深,卧室的大小和空间形态直接决定了老人居住的舒适性。研究表明:一般老年住宅中卧室面宽在 3 600 mm 以上,其净尺寸应大于 3 400 mm;进深一般在 3 600 mm 以上,双人卧室一般在 4 200 mm 以上。同时,卧室的面宽与进深要满足家具摆放的基本所需空间(单人床尺寸为 1 200 mm×2 000 mm、双人床为 1 800 mm×2 000 mm、轮椅通行及护理操作需要通道宽度 800 mm 等)。

部分老年人的卧室设有独立的卫生间,且多设置在房门处,这样的设计需要注意不要出现过于狭窄的拐弯,以免担架、轮椅及家具进出的不便。床周边的通道宽度不宜小于 800 mm,供使用助行器或轮椅的老人接近,保证护理人员的操作宽度通常不小于 600 mm。加之老年人下床需人在旁搀扶,要保证护理员能够完成将老人从轮椅移到床上的动作,再加上人体侧身宽度300mm,所以床一侧宽度至少应不小于900 mm。

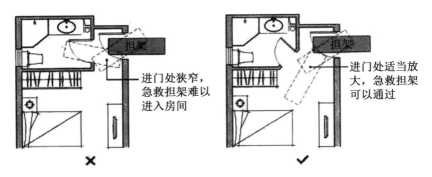

图 17　卧室空间利用方案

对老年人卧室中的整个空间布局来讲,家具的摆放位置、尺寸,都会影响到卧室空间设计。

骨质疏松症患者该如何选床

床是卧室中必不可少的物件,大多数老年人使用的单人床尺寸为 1 200 mm×2 000 mm,双人床为 1 800 mm×2 000 mm。过窄会带来翻身不便,而过宽会阻碍老人快速上下床。

床铺的选择及设计要兼顾安全性、舒适便利性、简洁性。

1. 安全性:随着年龄的增长,老年人的身体免疫力逐渐减弱,抵抗力也不断下降,因此对于睡床材料的选择应当以健康无害为主,对于睡床表面的喷涂材料等,也应当将安全环保放在首

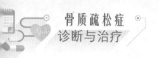

位,尽量选取没有气味的材料,避免产生刺激性的物质影响老人健康。

2. 舒适便利性:大多数老年人都存在腰肌劳损、腰椎不适等问题,骨质疏松症患者的相关症状则更加严重,所以床铺应避免过于柔软,保证床的支撑性,在缺乏对床架、床垫充分了解的情况下挑选硬床板上面带厚垫子的组合是比较简单的做法,可使老年人更舒适地进入睡眠状态。此外,多数老年人由于腿脚不灵便,行动较为缓慢,因此睡床的尺寸应符合老年人的生理特点,宜略高于老人膝盖骨至地面的高度较合适;宽度也应当控制在一个合理的范围内(如上所述)。

3. 简洁性:对于老年人来说,睡床只要能够满足基本的休息功能即可,造型尽量做到简洁轻快,不需要附加过多的其他功能。比如常见的形状复杂的床头,或是在床身下方增加各种储物功能。一方面这些设置会增加睡床的重量,给想要移动时带来诸多不便;另一方面由于床下堆压过多杂物,容易藏污纳垢,既带来清理上的不便,老年人的抵抗力较弱,滋生细菌等也会对老年人的健康产生不利的影响。同时应当避免各种奇异的造型,颜色也尽量选择纯色,避免由于过于多变的造型或鲜艳的颜色给老年人带来心理上的不适感。

骨质疏松症患者该如何选衣柜

安装衣柜尽量要保证能嵌入墙面,以免突出衣柜让老年人发生碰撞。衣柜门应为推拉开启,避免老年人因碰到衣柜门角而受伤,考虑到老人手劲小,所以推拉门尽量选择轻便透气的百叶推拉门。

老年人行动不便,因此在衣柜设计上,不宜将柜体设计的过高。另外,老人家的衣物一般都比较柔软舒适,折叠较多,挂件较少,所以设计时多设计一些抽屉和隔板,其中,抽屉不要设计在第一层,而需要把他们放在衣柜中部,这样有利于老人拿放物品。老年人卧室衣柜的长度一般为 900～1 700 mm,深度为560～600 mm,开启时门的宽度为 450—500 mm。衣柜不宜放在阻挡光线的位置,应适当减少衣服挂置位置,并且衣柜前方预留的操作空间不宜小于 600 mm。

老年人视力不太好,在设计时最好能在衣柜里设置感应灯,方便取物。老年人睡眠不好,建议使用静音五金件以免影响老人睡眠,如选用推拉门上装静音滑轮、滑轨加装阻尼器以减少碰撞。老年人腿脚不便,高处物品不易取用,安装可升降挂衣架,让拿取更加方便快捷。

骨质疏松症患者如何选择灯具

在卧室平面的几何中心,可使用顶部泛光灯作为主要照明灯具,保障室内拥有足够且均匀的光照。顶灯要设置两处开关,一处在卧室进门处,一处在老人床头附近,方便老人在床上也可以控制灯的开关。

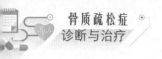
在卧室床头处不宜设有直射下来的光,床头柜上的台灯灯罩也要作柔化处理,避免老人平卧时光线刺眼。

此外,老年人睡眠的特殊性在于起夜频繁,可在床与卫生间之间的动线上设置夜灯,避免开光线过亮的灯具刺激眼睛,对活动带来不便。夜灯可以是红外感应,也可以是手动开关,但是开关一定要设置在床头。

卧室装饰有哪些需要注意的事项

1. 放置绿色植物:在卧室里放一些绿色花卉,不仅能增加室内的含氧量、美化室内环境,而且还能让室内充满生机与活力。同时也有着舒缓老人情绪,保障老人身心健康的益处。植物的位置摆放应处在方便老人浇水、修剪等养护的活动范围内;大部分老人喜欢吊兰,吊兰摆放位置不宜过高,以防碰头或倾倒砸伤老人;盆景不宜摆放在暗处或位置过低的地方,防止老人绊倒。另外,不宜选择带刺的植物和会产生特殊气味或者花粉的植物。带刺的植物会刺伤老人,植物的花粉可能会引起呼吸道的不适,影响老人的正常睡眠,甚至诱发哮喘。

2. 设置可供老人摆放依恋物品的专属空间:人到老年,对环境的适应能力不如从前,对于搬到子女家同住或是搬到护理院等养老机构的老人,一个全新的生活环境往往会令他们感到无所适从。所以卧室设计应考虑老人的适应能力,尽量排除老人心理上的抗拒感,帮助老人尽早适应新环境。可以通过在卧室中增设老人熟悉的布局,例如,可根据老人以前住所的书桌、床、衣柜、床头柜的位置关系来布置家具。鼓励老人带自己喜欢、习惯的私人物品入住养老机构,国外很多养老机构的住房里,除了必要的基础设备外,大部分摆件、家具都来自老人家里。

3. 此外,还可以通过布置暖黄色调的灯光、特殊安全材料的地板、特意做低的天花板、怀旧的家具等,为老人们营造一种熟悉而轻松的氛围,从而让老人们重温"家"的温馨。

起居室的设计有哪些要注意的细节

起居室是老年住宅中备受老人青睐的生活空间。老人在起居室内的主要活动有:待客、聊天等家庭活动;看电视、种植花草等娱乐活动。除此之外,起居室不时还会兼作餐厅使用。多功能的需求是起居室空间布局的重要指标,合理的空间布局不仅能让起居室各项功能得到良好发挥,同时还能促进老人和家人的交流,提高老人与外界环境之间的联系。

1. 通风与采光:这是骨质疏松老年住宅建设中两个不容忽视的指标。良好的通风环境有助于改善居住空间的空气质量,从而保障老人的身体健康;良好的采光设计有利于提高室内物体的可辨识度,清除因光线不足带来的磕碰、摔倒等潜在威胁。起居室的通风不宜孤立设计,而应通过合理组织开向起居空间的门窗洞口,使其成为住宅的通风枢纽,担负改善整个居住空间通风条件的责任。将各房间的窗户与门洞设计在一条线上,这

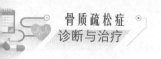

样不仅提高了空气流动的速率,同时也为起居室提供了更优质的光照环境。此外,老年人视力较差,除适当加强室内光照强度外,同时合理利用起居室的枢纽作用,使起居室和其他空间得到更多的采光量。起居室的采光除了可以利用起居室的采光窗之外,还可以利用其他房间开向起居室的门洞采光。利用一天当中不同时间段自然光照射角度的变化,不但起居空间有多个方向射入的光线,还可以使各个房间的光线相互渗透,增加室内的采光总量,延长居室的有效采光时间。

2. 交通动线:作为生活起居的中心,起居室与各个空间的交互极为密切,但起居室不宜设成过道式、穿行式空间。过道式、穿行式的设计会加大起居室的人流量,对起居室的观影效果、聊天氛围造成极大的干扰与破坏。所以起居室应设计在交通总干线旁最显眼的位置,作为一个相对独立的活动空间,而不是让交通总干线穿插其中。

3. 进深与开间:起居室的大小和空间形态直接决定了老人居住的舒适性。研究表明,一般老年住宅中起居室的开间在3.3~4.5 m、进深不宜小于3.6 m,两者(开间∶进深)的合理比例通常为1∶1~1∶1.2。进深过大,起居室内部的采光效果较差,空间视角小;进深过小,常常不利于家具布置,影响空间的完整性。同时,起居室的开间要满足家具摆放的基本所需空间(沙发的摆放空间0.8~0.9 m²、轮椅通行所需的宽度0.8 m、老人离电视的适宜距离1.5~3.0 m等)。此外,起居室的开间应因地制宜,在满足功能需要的情况下,注重与其他各室协调。比如图16,起居室与卧室并列,两空间在开间划分的时候,既要满足起居室(沙发的摆放空间、轮椅通行所需的宽度以及老人看电视的适宜距离等)的开间需求,又要顾全卧室(床铺长度、轮椅通行所需的宽度以及电视柜宽度)的开间需求。

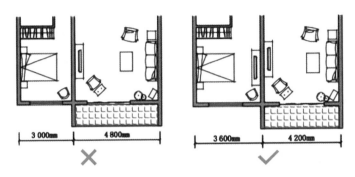

图 18　起居室与卧室设计

4.电视机安置距离:恰当的视距能够使老年人获得良好的视觉和听觉效果。老年人由于视力和听力功能的衰退,电视的放置距离应比年轻人近,以便看清楚和听清楚电视节目的内容,老人与电视的距离在 1.5~3.0 m 较为合适,这一视距范围直接影响了老年住宅的起居空间的面宽尺度。在仅考虑老人看电视舒适的情况下,起居室的面宽范围宜设置为 2.8~4.3 m。

骨质疏松症患者如何选择合适的家具

对于家具的选择,总体上建议选择矮脚或者无脚的家具款式,防止老人不小心把拖鞋或其他东西踢进家具下端的死角,导

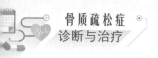

致要弯腰去找。

1. 电视柜:电视柜对老年人来说有重要的收纳功能和展示功能。在收纳方面,老年人电视柜可以考虑组合柜体的设计,边柜可以用于搁置老年人不愿意丢弃又没有实用价值的闲置物品;同时应该考虑取物的方便性,可根据物品的使用频率和大小,设置柜子的摆放空间。经常使用的物品,如药品、茶具、食品等,可以放在便于拿取的柜内;并且由于老年人记忆力的衰退,在不同的收纳隔间上可以标识收纳的物品,或者采用透明材质。展示方面,大部分老年人在退休后都有种花的兴趣爱好,可以考虑结合电视柜设计放置花草的隔板,将装饰和收纳相结合,根据老年人的需求和习惯灵活组合,增添生活的乐趣,排解老年人的孤独感。电视机置放的高度宜与老人坐立视线平齐或略高,防止长时间低头或抬头造成老人颈椎酸痛。最好能使老人靠在沙发上观看,使眼部自然放松且颈部有支撑,以缓解看电视的疲劳感。

2. 沙发:在起居室中沙发是使用频率最高的家具。沙发在有围拢感的同时要避免绕行的产生。骨质疏松老年患者活动不灵活,下肢力量减弱,因此在沙发的材质选择上,不宜选择柔软的沙发座面。同时沙发两边必须要有具备一定支撑能力的扶手,以便骨质疏松老人能随意起身。老年人会有在沙发上小憩和看电视时睡着的习惯,设计时可以考虑增加沙发靠背的高度用来设置头部的靠枕。由于听力下降,老人与他人对话时需要拉近与谈话者之间的距离,同时辅助以视线的交流,以帮助听清并理解对方的讲话内容,因此老年人使用的起居室不宜摆放座位数多且尺寸较长的沙发,避免妨碍老年人的交流质量,同时应提供轮椅专用位置,以提供轮椅使用者进出起居室的便利性。

3. 茶几:在一部分老年人起居室中,茶几也兼具餐桌的功能。但由于茶几本身高度的限制(一般在330~420 mm),用餐时需要俯身或者坐在较矮的椅子上,这会极大增添骨质疏松者的身体负担。所以在茶几功能性设计时可以考虑以下几点。(1)针对有在茶几上用餐习惯的老年人,可以通过升降伸缩的设计,在用餐时抬高茶几面(高度最高为650~700 mm)。(2)为了方便老年人拿取物品,供老年人使用的茶几应考虑较轻便的材质,设计成灵活可动的,便于老年人根据需要将茶几拉近或推离座位。(3)茶几下方的空间应该考虑整体的美观性,可以设计不同的隔间,进行物品的简单分类,方便老年人拿取,同时也要考虑拿取的便捷性,可以设置抽屉,避免老年人弯腰拿靠里面的物品。(4)茶几在可以灵活变化的同时,在安全性上也要有考虑,在茶几的尖锐边角也应该做好防止碰撞的防护措施,避免因视力问题导致腿部撞伤。

骨质疏松症患者选购电器时需要注意什么

相比设备的性能,老年人更需要操作步骤简便、功能定位明确的家用电器。然而随着"智能家庭"概念逐步深入人心,电视、空调、冰箱、微波炉、电饭煲等种类繁多的家电越来越智能化,在老年人的世界里,看着"高科技"电器产品拥有十余项功能却不

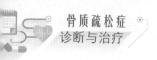
知道怎么使用的尴尬时有发生。尽管市场上推出的相关适老产品也不在少数，但大多只是简单地字放大了、声音大了、功能减少了，这样简单粗暴的思维认知，也造成了老年家电消费市场鱼龙混杂、亟待规范化的混乱局面。

住宅改造中电路和光源在装修之前就得做好规划工作，将相应的线路布局完毕，否则后期改动麻烦较大。为了防止老人在睡觉期间发生什么意外，可考虑在老人卧室与子女卧室之间设置一个警铃，或者直接连接有关部门，当老人感觉身体不适，按住床头的警铃，子女和医院就可立即知晓。为了方便老人起夜，可在墙面安装感应式的或者开关式的夜灯，夜灯可选择 LED 灯具，亮度高，也节约电源。老人床头台面非常宝贵，因此最好在床头设计壁灯，不放置床头灯。

对有骨质疏松老人的家庭，地暖是十分推荐的。冬天时冷空气停留在膝盖以下，对比热风加热的方式，地暖的舒适度要好得多。地暖通过从脚以下部分发热，能够源源不断地提供热量，无气味、无风、无远红外线辐射，空气不易干燥，减少对皮肤和咽喉的伤害。而且地板发热不占用收纳空间。地暖的劣势在于安装难度和维护难度，因此试图替代地暖的类似产品也在不断发明改进，比如安装于房间周围以装饰性作为卖点的"踢脚暖"。

如果要使用燃气器具，最好带有安全装置可以免于忘记关闭火时的危险。选择一款好的电磁炉，脱离明火可能造成的巨大风险，同时也可以避免煤气泄漏的潜在风险，毕竟老人在面临失火的情况下应急能力远不如年轻人。

冰箱要选用大容量的，解决老人爱囤积食品、存放营养品和药品等需求;冰箱旁应有接手台面,便于取放物品。

老人手机市场已经比较成熟,推荐使用可挂脖式的手机,可一键拨打家人电话,显示屏对应大字体,消除密码。一切以简单使用且保障老人安全为主。

智能家电是否适合骨质疏松症患者

智能管家,例如 Amazon Alexa、Google Home 等,用户透过 Wi-Fi 设备,就可与家中的智能家电连线,并利用语音指令操控电器。老年人虽然不会应用按键操作复杂的机器设备,但是语音控制也完全可以达到目的,语音甚至可以更容易地搭建人机交互信任感,减少老人的孤独感。当人在厨房做菜,忙得空不出手,透过智能助理,只要开口说话就能开启烤箱,或是帮忙查询食谱。准备入睡时,不想起身,也只要动动口,就能关闭电源。用餐后,想听点音乐,不论人在哪里,智能音箱就会播放适合的音乐。

温、湿度对健康有很大的影响。骨质疏松老人对温、湿度的变化更为敏感,而功能性家电有助于调节住宅环境。带有温度湿度显示的空调、空气净化机、智能加湿器等设备可以和智能管家相互联动,当温、湿度超出理想范围时便自动开启相应的机器,达到设定值后又可以自动关闭。骨质疏松老人对家庭环境的关注会远超青年人,不少老人喜爱可以净化空气、自动除菌的设备,并且会对机器面板上相应的有害指标下降感到满意。

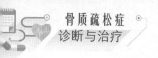

随着年龄增长,老人的记忆力不断衰退,而许多老人也对此有所察觉,于是在出门后会因为想不起燃气开关是否关闭、担心门窗是否锁紧而引发焦虑情绪。智能监测产品就可以帮忙解决这一居家问题。通过监控摄像头、红外线门窗感应器等设备,若发生不明原因闯入现象,屋主在外能即时获得讯息,有关部门也会第一时间收到报告。烟雾报警器等设备可以保障用火安全,通过智能联动整合厨具、电表,利用无线技术设备,控制燃气、电力,一旦超标就能启动断火、断电机制,不必等到灾害发生才发出警报,直接通过智能家居将危险扼制在最初。家中的传统家电通过插上智能插座就可以部分转化为智能家电,使用者可以通过手机 APP 远程掌握机器运行的情况,在需要的时候远程关闭设备,维护家中安全。

（洪洋、李英华、李凌峰、徐可）

健康中国·家有名医丛书
总书目

第一辑

第二辑

13. 呼吸道病毒感染诊断与治疗
14. 心血管内科疾病诊断与治疗
15. 老年眼病诊断与治疗
16. 肺结核病诊断与治疗
17. 斑秃诊断与治疗
18. 带状疱疹诊断与治疗
19. 早产儿常见疾病诊断与治疗
20. 儿童佝偻病、贫血、肥胖诊断与治疗
21. 儿童哮喘诊断与治疗
22. 皮肤溃疡诊断与治疗
23. 糖尿病视网膜病变诊断与治疗
24. 儿童性早熟诊断及治疗
25. 儿童青少年常见情绪行为障碍诊断和治疗
26. 儿童下肢畸形诊断和治疗
27. 肺癌诊断与治疗
28. 骨质疏松症诊断与治疗